DISCOVRS

FAIT EN VNE CELEBRE

ASSEMBLÉE,

PAR

LE CHEVALIER DIGBY,

CHANCELIER DE LA REINE

DE LA GRANDE BRETAGNE, &c.

TOVCHANT LA GVERISON

des Playes par la Poudre
de Sympathie.

EDITION DE 1666

REPRODUITE PAR

GEORGES DÉMAREST

PARIS

LIBRAIRIE SPIRITUALISTE

60, RUE DE TURBIGO, 60

1895

REVUE SCIENTIFIQUE DES IDÉES SPIRITUALISTES

Organe mensuel de l'évolution scientifique
littéraire et artistique, journal officiel de l'*Union Spiritualiste*

Directeur : Georges DEMAREST

Rédacteur en chef : **G. FABIUS DE CHAMPVILLE.**

RÉDACTION & ADMINISTRATION, 60, Rue de Turbigo, PARIS

De nombreux journaux spéciaux, paraissent régulièrement et traitent ces questions si complétement empoignantes.

Malheureusement, peu d'entre eux font preuve d'indépendance.

Or, on le sait, la dépendance c'est le piétinement sur place. Plus parfois. c'est le retour en arrière, c'est l'embourbement dans l'ornière de l'ignorance et de l'obscurité dont on ne peut plus sortir

Toujours en avant, encore plus de lumière, toujours plus haut, voilà la devise de la Revue Scientifique des Idées spiritualistes

Ce journal est l'organe indépendant par excellence du mouvement spiritualiste, non seulement en France, mais dans le monde entier

C'est une œuvre de vulgarisation qu'il entreprend.

Dégagée de tout archaïsme, sans souci de la routine introduite dans ces études qui ne devraient passer que par la voie du progrès, la Revue Scientifique des Idées spiritualistes, se débarrassant du fatras des mots techniques et des formules incompréhensibles, veut, s'inspirant d'un éclectisme élevé, montrer à tous, rendre populaires même des sciences enfouies sous la poussière des siècles et dont le charlatanisme, le mercantisme ou l'entêtement de l'ignorance moderne, s'efforcent encore de grossir la couche.

« Voilons pour étonner !.. pour allécher .. » semble la devise d'un grand nombre.

Vulgariser est la ligne de conduite, la raison d'être de la Revue Scientifique des Idées spiritualistes.

Echo de tous et de partout, sans avoir la sécheresse d'un organe d'informations, la Revue met ses lecteurs au courant du mouvement spiritualiste dans tous ses détails, dans toute son ampleur.

Le programme de la rédaction comprend trois parties :

1º Une partie scientifique où sont relatées toutes les expériences nouvelles tentées et où sont exposés les progrès accomplis par le psychisme.

2º Une partie littéraire comprenant la publication des œuvres des occultistes et des psychologues les plus aimés du public, l'analyse impartiale de tous les ouvrages qui traiteront d'une question spiritualiste, la recherche de l'influence que ces questions exercent sur le mouvement littéraire contemporain.

3º Une partie artistique où la preuve de cette même influence est recherchée et établie au théâtre et dans les autres branches des arts : peinture, sculpture, etc.

PRIX DE L'ABONNEMENT

Paris et Départements . . . . 5 fr. par an
Étranger (Union postale) . . . . 6 —

Prix du numéro : 40 cent.

Annonces et réclames à forfait

Iʳᵉ PARTIE

DISCOVRS

TOVCHANT

LA GVERISON

DES PLAYES

PAR LA POVDRE

DE SYMPATHIE

REPUBLIÉ, EN L'AN 1894,

par

GEORGES, DÉMAREST

TOURS, IMP. E. SOUDÉE

DISCOVRS

FAIT EN VNE CELEBRE

ASSEMBLÉE,

PAR

LE CHEVALIER DIGBY,

CHANCELIER DE LA REINE

DE LA GRANDE BRETAGNE, &c.

TOVCHANT LA GVERISON

des Playes par la Poudre
de Sympathie.

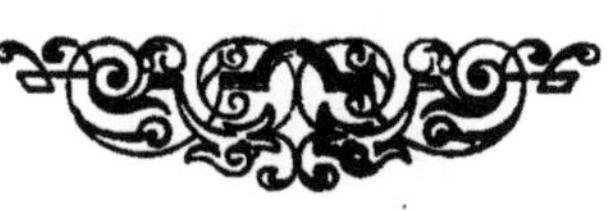

A PARIS,

Chez CHARLES OSMONT, dans la
grand'Salle du Palais, du côté de la Cour
des Aydes, à l'Ecu de France.

—

M.DC.LXXXI
Avec privilége du Roy.

INTRODUCTION

Si nous consultons les modernes traités d'art médical, ils nous répondront que la *poudre de sympathie* est une chimère dont on est revenu depuis longtemps et qu'il ne faut rien croire de ce qui a été dit et écrit sur cette matière.

Cette poudre, ajoutent les mêmes traités, qui passait autrefois pour avoir la propriété de guérir les blessures même à distance, lorsqu'on la jetait sur le sang extravasé du blessé, n'était autre chose que du sulfate de cuivre (*vitriol*) pulvérisé.

Nous ignorons à quelles études se sont livrés sur la *poudre de sympathie* les auteurs des dits traités, et sur quelles preuves ils appuient la négation de ses propriétés, mais la définition qu'ils en donnent nous montre à elle seule qu'ils ont péché par ignorance.

Ainsi comprise, il est certain que la poudre de vitriol ne peut avoir aucune action curative sur l'organisme humain : ses propriétés lui étant surtout données par les différentes opérations auxquelles on la soumettait et qui paraissent inconnues de nos auteurs.

Ces opérations ont pourtant une importance considérable, puisque c'est d'elles seules que dépend l'efficacité du produit.

Nous n'ignorons pas que les pratiques de ce mode opératoire sembleront puériles ou ridicules aux esprits superficiels et aux adeptes de l'enseignement officiel.

Aussi n'est-ce point à eux que nous nous adressons. C'est seulement aux curieux, aux chercheurs, aux savants de bonne foi qui, d'abord surpris par les théories de ces *Ecoles d'Occultisme* dont l'importance grandit chaque jour, malgré les railleries et les anathèmes dont leur début a été accueilli, ont ensuite reconnu qu'il y a dans la nature autre chose que ce qui est enseigné par les Académies ; qu'il se produit à chaque instant des phénomènes inexplicables dont la cause déterminante doit être des *lois naturelles* encore inconnues, et qui, dans la mesure de leur savoir et de leurs moyens, ont entrepris la recherche de ces lois. L'action de la *poudre de sympathie* agissant à distance sur les plaies et les cicatrisant semble appartenir à cet ordre de phénomènes.

Nous avons personnellement entrepris de longues recherches sur ce sujet, nous avons tenté de nombreuses expériences, et comme il s'est justement produit ce fait que les affirmations des auteurs anciens se sont trouvées en contradiction avec celles des auteurs modernes et que les premières ont été confirmées par le résultat de nos expériences, nous avons résolu de reproduire et de publier les deux plus curieux traités écrits sur ce sujet. En les livrant au public nous justifions d'abord notre œuvre de vulgarisation ; nous donnons ensuite au lecteur curieux le moyen de contrôler par lui-même nos expériences, et nous offrons à l'amateur de raretés bibliophiliques une œuvre artistique, reproduction exacte de l'édition possédée par la *Bibliothèque Nationale.*

Pour la commodité de la lecture, nous avons seulement supprimé les *s* longues, employées dans l'ancienne édition.

Cette reproduction est divisée en deux parties : la première comprend le *Discours fait en une célèbre Assemblée par le chevalier Digby, chancelier de la Reine de la Grande-Bretagne, touchant la guérison des plaies par la poudre de sympathie.*

A côté du sujet faisant le fonds de son discours, l'auteur rapporte une foule de faits curieux, établit l'origine de nombreuses légendes et dictons courant encore nos campagnes et donne un aperçu considérable des connaissances physiques et chimiques de son époque.

La seconde, plus technique, est la *Dissertation touchant la poudre de sympathie, traduite du latin du sieur Papin, docteur en médecine de la ville de Blois, par le sieur Rault.*

INTRODUCTION

A cette seconde partie, nous avons ajouté les expériences qui nous sont personnelles, indiqué la marche que nous avons suivie pour la préparation de la *Poudre* et relaté les guérisons que nous avons obtenues par son emploi.

G. DÉMAREST.

NOTICE HISTORIQUE

Sir Kenelm Digby, philosophe et chimiste anglais, est né à Gothurst, dans le comté de Buckingham, en 1603, et est mort en 1665.

Devenu orphelin à trois ans, il fut élevé dans la foi protestante et déploya de bonne heure des capacités remarquables. En 1623, il fut nommé gentilhomme de la Chambre par le roi Charles Ier, qui professait pour lui une grande estime. En 1628, à la tête d'une escadre équipée à ses propres frais, il alla combattre les Algériens et les Vénitiens, en guerre avec les Anglais et s'acquit, par l'heureuse réussite de ses opérations, une grande réputation de courage et d'habileté. En 1636, il vint en France et se convertit à la religion catholique. Lorsque éclata la révolution en Angleterre, Digby ayant embrassé le parti du roi, fut emprisonné par ordre du Parlement. Mis en liberté en 1643, sur l'intercession de la reine de France, il émigra dans ce dernier pays, y fut accueilli avec une bienveillance ex-

trême et jouit de l'amitié de Descartes et d'autres
savants français. Après la Restauration, il retourna en
Angleterre, fut fort en faveur auprès de Charles II,
mais parut peu à la cour, et, jusqu'à sa mort, se consa-
cra tout entier à ses travaux philosophiques.

Digby avait épousé la fille d'Edouard Stanley, Venetia Anastasia, célèbre par sa beauté véritablement extraordinaire. Pour lui conserver ses charmes, Digby,
qui croyait aux théories alchimiques et qui avait même
engagé Descartes à chercher un moyen de prolonger
indéfiniment la vie, inventa des spécifiques et des cos-
métiques de tout genre. On dit même que, pendant un
temps, il ne fit manger à la belle Venetia que des cha-
pons nourris avec des vipères, s'imaginant que ce genre
de nourriture avait des vertus merveilleuses. Digby ne
put apprécier la valeur de ses inventions, car Venetia
Anastasia mourut à la fleur de l'âge.

Ses principaux ouvrages, dans lesquels il fait preuv
d'un savoir très étendu, sont : *Conférences avec une
dame sur le choix d'une Religion* (1651); *Traité
sur la nature des corps* (1644) ; *Traité sur l'âme prou-
vant son immortalité* (1644); *Traité de l'attachement
à Dieu*; *Des guérisons des blessures par la poudre de
sympathie* (1658); *Discours sur la végétation des
plantes* (1661).

DISCOVRS
TOVCHANT
LA GVERISON
DES PLAYES,
PAR LA POVDRE
DE SYMPATHIE.

E CROY, MESSIEURS, que vous de-
meurerez tous d'accord avec moy
qu'il est necessaire, pour bien
penetrer et connoistre un sujet, de montrer en premier lieu s'il est tel comme
on le suppose ou qu'on se l'imagine :
Car ne perdroit-on pas inutilement et
son temps et sa peine de s'occuper à
rechercher les causes de ce qui n'est

peut-estre qu'une chimere, sans aucun fondement de verité.

Il me semble avoir leu en quelque endroit de Plutarque qu'il propose cette Question, Pourquoy les chevaux qui pendant qu'ils estoient poulains, ont esté poursuivis par le loup, et se sont sauvez à force de bien courir, sont plus vites que les autres. A quoy il répond qu'il se peut faire que l'épouvante et la frayeur que le loup donne à une jeune beste, luy fait faire toutes sortes d'efforts pour se délivrer du danger qui la presse : et ainsi la peur luy dénouë les jointures, uy estend les nerfs, et luy rend souples es ligqments et autres parties qui servent à la course ; de telle sorte qu'il s'en ressent tout le reste de sa vie; et en devient bon coureur. Ou peut-estre (dit-il) c'est que les poulains qui sont naturellement vites se sauvent en fuyant, au lieu que les autres qui ne le sont pas tant, sont attrapez par le loup, et deviennent

sa proye. Et ainsi, ce n'est pas que pour
avoir échappé du loup ils en soient plus
vites ; mais c'est que leur vitesse naturelle les a sauvez du loup. Il en donne
encore d'autres raisons : et à la fin il
conclut, que peut-estre aussi la chose
n'est pas veritable.

Je ne trouve pas à redire, Messieurs,
à ce procedé en des propos de table, où
le principal dessein de la conversation
est de se divertir doucement et agreable-
ment, sans y mesler la severité des rai-
sonnemens forts, qui tiennent les esprits bandez et attentifs. Mais en une
Assemblée si celebre que celle-cy, où il
y a des personnes si judicieuses et si
profondément sçavantes, et qui en cette
rencontre attendent de moy que je les
paye de raisons solides : Je serois bien
marry, qu'aprés avoir fait mes derniers
efforts pour éclaircir comment la Poudre, qu'on appelle communément de
Sympathie, guerit naturellement et sans

magie, les playes, sans qu'on y touche, et mesme sans qu'on voye le blessé; l'on revoquast en doute, si telle guerison se fait effectivement ou non.

En matiere de fait, la determination de l'existence et de la verité, dépend du rapport que nos sens nous en font. Celle-cy est de cette nature : Car ceux qui en ont veu l'effet et l'experience, et ont esté soigneux d'en examiner toutes les circonstances requises, et se sont satisfaits apres avoir reconnu qu'il n'y a point de supercherie, ne doutent point que la chose ne soit veritable. Mais ceux qui n'ont point veu de semblable experience, s'en doivent rapporter au recit et à l'authorité de ceux qui asseurent les avoir veuës. J'en pourrois produire plusieurs dont je suis témoin oculaire, et mesme, *quarum pars magna fui*. Mais comme un exemple certain et averé en l'affirmatif, est convaincant pour determiner la possibilité et verité de quel-

que matiere dont on doute ; je me contenteray, pour ne vous pas ennuyer pre-
sentement, de vous en rapporter un seulement sur ce sujet; Mais ce sera l'un
des plus illustres, éclatants, publics, et
averez, qui ait jamais esté, ou qui puisse
estre ; non seulement pour les circonstances remarquables qui s'y trouvent ;
mais aussi pour les mains bien au-dessus du commun, entre lesquelles toute
l'affaire s'est passée. Car la guerison
d'une facheuse blessure a esté faite par
cette Poudre de Sympathie en la personne d'un homme qui estoit illustre,
tant pour ses belles lettres que pour son
employ : Toutes les circonstances ont
esté examinées et épluchées à fond, par
un des plus grands et des plus sçavants
Roys de son temps, le Roy Jacques d'Angleterre, qui avoit un talent particulier,
une industrie merveilleuse à discuter les
choses naturelles, et à penetrer dans leur
fond : Par son fils le defunt Roy Charles :

Par le défunt Duc de Bouquingan,
leur premier ministre : Et enfin le tout a
esté enregistré dans les memoires du
grand Chancelier Bacon, pour adjoûter
en forme d'Appendix à son histoire naturelle. Et je crois, Messieurs, que quand
vous aurez entendu cette histoire, vous
ne m'accuserez pas de vanité, si je m'attribuë d'estre l'introducteur en ces quartiers du monde, de cette façon de cure.
Voicy donc comment l'affaire se passa.

Monsieur Jacques Hovvel, secretaire
du Duc de Bouquingan (assez connu en
France par ses écrits, et particulierement
par sa Dendrologie, traduite en François
par M. Baudoüin, ce me semble) survint
un jour comme deux de ses meilleurs
amis se battoient en duel. Il se mit aussi-
tost en devoir de les separer : Il se jette
entr'eux deux, et de sa main gauche
saisit les gardes de l'espée de l'un des
combattants, pendant que de sa droite
nuë il empoigne la lame de l'autre. Eux,

transportez de furie chacun contre son
ennemy, font leurs efforts de se défaire
de l'empeschement que leur amy
commun leur donnoit de se tuer l'un
l'autre ; Et l'un tirant brusquement son
espée, qui ne pouvoit pas estre retenuë
par la lame, coupe jusques à l'os tous les
nerfs, muscles et tendons du dedans de
la main de M. Hovvel ; et à mesme
temps l'autre dégage sa garde, et porte
un coup d'estramaçon à la teste de son
adversaire, qui va fondre sur celle de son
amy, lequel pour parer le coup, hausse
la main déja blessée, qui par ce moyen
fut coupée autant par le dehors, comme
elle estoit au dedans. Il semble qu'une
estrange constellation regnoit alors contre
luy ; qui faisoit respandre son sang par
les armes de ses meilleurs amis ; qui en
leur sens rassis auroient hazardé tout le
leur pour garentir celuy de leur amy.
Au moins cette effusion de sang involon-
taire, détourna celle qu'ils s'efforçoient

de faire l'un contre l'autre : Car voyant
le visage de Monsieur Hovvel tout couvert de sang tombé de sa main élevée,
ils accourent à luy pour l'assister, et
aprés avoir visité ses blessures, ils les
bandent de l'une de ses jarretieres, pour
tenir closes les veines qui estoient toutes
coupées et saignoient abondamment. Ils
le ramenent chez luy cherchant un Chirurgien, et le premier venu servit pour
lui mettre le premier appareil. Pour le
second, quand se vint à ouvrir la play^{e}
le lendemain, le Chirurgien du Roy y
fut envoyé par sa Majesté qui affection-
noit beaucoup ledit sieur Hovvel. J'estois
logé tout proche de luy. Et un matin
comme je m'habillois, quatre ou cinq
jours aprés cet accident, il vint en ma
chambre pour me prier de luy donner
quelque remede à son mal; dautant
(dit-il) qu'il avoit appris que j'en avois
de tres bons pour semblables occasions;
et que sa blessure estoit en si mauvais

estat, que les Chirurgiens apprehen-
doient que la gangréne ne s'y mist : ce
qu'arrivant, il luy falloit couper la main.
En effet son visage témoignoit la douleur qu'il enduroit, laquelle il disoit
estre insupportable, mais avec une inflammation extréme. Je luy répondis, que je
le servirois volontiers: mais que quand
il sçauroit de quelle façon je pensois les
blessez, sans avoir besoin de les toucher
ou de les voir, peut-estre il ne le vou-
droit plus, par ce qu'il croiroit cette maniere de guerir, ou supersticieuse, ou
inefficace. Pour la derniere (dit-il) les
grandes merveilles que plusieurs personnes m'ont raconté de vostre medicament, ne me laissent point douter de son
efficace : Et pour la premiere, tout ce
que i'ay à dire est compris en ce pro-
verbe Espagnol, *haga se elmilagro, y*
hagalo Mahoma. Je luy demanday donc
quelque piece d'etoffe ou de linge sur
laquelle il y auroit du sang de ses playes.

Il envoya incontinent querir la jarretière qui luy avoit servy de premier ban-
dage : Et cependant, je demanday un
bassin d'eau, comme si je me voulois
laver les mains, et prit une poignée de
poudre de vitriol que je tenois en un cabinet sur ma table, et l'y fis promptement dissoudre. Aussi-tost la jarretiere
me fut apportée, je la mis dans le bassin,
remarquant bien ce que faisait cependant Monsieur Hovvel : Il parloit à un
Gentil-homme en un coin de ma chambre, sans prendre garde à ce ce que fai-
sois ; et tout-à-l'heure il tressaillit, et fit
une action comme s'il sentoit en luy quelque grande émotion : Je luy demanday ce qu'il avoit, et ce qu'il sentoit.
Je ne sçait (dit-il) ce que j'ay, mais
je sçay bien que je ne sens plus de
douleur : Il me semble qu'une fraî-
cheur agréable comme si c'estoit une
serviette moüillée et froide, s'épand sur
ma main, ce qui m'a osté toute l'inflam-

mation que je sentois. Puis donc, luy repliquay-je que vous sentez un si bon effet de mon médicament, je vous conseille d'oster tous vos emplastres ; tenez seulement la playe nette et en un estat moderé et temperé de chaud et de froid. Cecy fut aussi tost rapporté à Monsieur de Bouquingan, et peu après au Roy, qui furent tous deux fort curieux de sçavoir la suite de l'affaire, qui fut, qu'apres disner j'ostay la jarretière hors de l'eau et la mis secher à un grand feu.

A peine estoit-elle bien seche (et pour cet effet, il faloit qu'elle eust esté premierement bien échauffée) que voilà le laquais de Monsieur Hovvel qui me vint dire que son maître sentoit depuis fort peu de temps autant de douleur que jamais, et encore plus grande, avec une douleur si extrême, comme si sa main eust esté parmi les charbons ardens. Je luy répondis que quoy que cela fust arrivé à présent, il ne laisseroit pas de

se bien porter dans fort peu de temps ;
que je sçavois la cause de ce nouvel
accident, et que j'y donnerois ordre, et
que son Maistre seroit delivré de sa
douleur et inflammation, avant qu'il pust
estre de retour chez luy pour l'en assurer.
Mais qu'en cas que cela ne fust pas,
qu'il revinst m'en advertir, sinon qu'il
n'avoit que faire de retourner. Avec cela,
il s'en va, et à l'instant je remets la
jarretiere dans l'eau : surquoy, encore
qu'il n'y eust que deux pas chez son
Maistre, il le trouve tout-à-fait sans
douleur, et mesme avant qu'il y arrivast,
elle estoit entierement cessée. Pour faire
court, il n'eut plus de douleur, et dans
cinq ou six jours sa playe fut cicatrisée
et entierement guérie. Le Roy Jacques
se faisoit ponctuellement informer de
tout ce qui se passoit en cette cure : Et
aprés qu'elle fut achevée et parfaite, il
voulut sçavoir de moy comme elle s'étoit
faite, m'ayant premierement raillé (ce

qu'il faisoit toûjours de tres-bonne grace) de Magicien et de Sorcier. Je luy répondis que je serois toûjours prest à faire tout ce que sa Majesté m'ordonneroit : Mais que je le suppliois très humblement de me permettre avant que de passer outre, de luy dire ce que l'Autheur de qui j'avois appris le secret dit. au grand Duc de Toscane sur semblable occasion. C'estoit un Religieux Carme nouvellement venu des Indes et de la Perse, à Florence, et mesme il avoit esté en la Chine ; qui ayant fait de merveilleuse cures avec sa poudre, depuis son arrivée en Toscane, le Duc lui témoigna qu'il seroit bien aise de l'apprendre de luy. C'estoit le pere du grand Duc qui regne aujourd'huy. Le Religieux luy répondit que c'estoit un secret qu'il avoit appris en l'Orient, et qu'il croyoit qu'il n'y avoit que luy qui le sceût en Europe, et qu'il meritoit qu'il ne fût pas divulgué Ce qui ne se pourroit pas faire, si

son Altesse se mesloit de l'exercer;
dautant qu'il ne le feroit point de ses
mains : et que s'il y employoit son Chirurgien ou autre valet, il y auroit en
peu de temps bien d'autres personnes
qui le sçauroient aussi bien que luy.
Surquoy son Altesse ne le voulut plus
presser là-dessus. Mais quelque mois
aprés, j'eus le moyen de faire un tres-
important plaisir à ce Religieux, ce qui
fut cause qu'il ne me voulut pas refuser
son secret : Et la mesme année il s'en
retourna en Perse. De sorte que je crois
estre maintenant le seul en toute l'Europe qui sçache ce secret. Le Roy me
repliqua que je n'apprehendasse point
qu'il le dilvuguast, car il ne se fieroit à
personne en faisant experience de cette
cure; mais la feroit toûjours de sa main
propre, et que je luy donnerois de ma
poudre. Ce que je fis, et l'instruisis de
toutes les circonstances, et sa Majesté
en fit plusieurs épreuves, en toutes

lesquelles elle eut une singuliere sa-
tisfaction. Cependant, Monsieur de
Mayerne son premier Medecin, veilloit
pour découvrir ce qu'il pouvoit de ce
secret,et à la fin il parvint à sçavoir que
le Roy se servoit de Vitriol. Alors il
m'aborde, et me dit qu'il n'avoit
osé me demander mon secret parce
qu'il avait sceu que j'avois fait difficulté de le dire au Roy. Mais à cette
heure qu'il avoit appris de quelle matiere il se faloit servir, il esperoit que je
luy communiquerois toutes les circonstances de ce qu'il faloit faire. Je luy
répondis que non seulement à cette
heure, mais s'il me l'eût demandé dés le
commencement, je luy aurois franche-
ment tout dit. Car entre ses mains il
n'y avoit point de danger qu'un tel secret se prostituast. Et en suite je luy
dis le tout. Peu aprés il s'en alla en
France pour voir une belle terre qu'il
avoit nouvellement achetée proche de

Genêve, qui est la Baronie d'Aubonne.
En ce voyage il alla voir Monsieur le
Duc de Mayenne, qui depuis longtemps
avoit esté son grand amy et Protecteur ;
et luy enseigna ce secret. Le Duc en fit
plusieurs experiences, qui en toutes
autres mains que d'un Prince si pieux
et si Religieux auroient passé pour effets
de Magie et d'Enchantement. Aprés la
mort du Duc (qui fut tué au siege de
Montauban) son Chirurgien qui le servoit à faire cette cure, vendit ce secret
à plusieurs personnes de condition, qui
luy en donnerent des sommes considerables ; de sorte qu'en peu de temps
il devint riche par ce moyen. La chose
étant ainsi tombée en plusieurs mains,
ne demeura pas long-temps en termes de
secret ; mais peu à peu elle s'est tellement divulguée, qu'à peine y a-t-il aujourd'huy un barbier de village qui ne
la sçache.

Voila donc, Messieurs, la Genealogie

de la Poudre de Sympathie en nos
quartiers, et une histoire notable d'une
cure faite par cette Poudre : Il est temps
desormais de venir à la discussion, qui
est de sçavoir comment cela se fait. Il
faut avouer que c'est une chose merveilleuse, que la playe d'une personne
blessée puisse estre guerie, ou son inflammation et douleur augmentée par
l'application d'un remede appliqué à
un morceau de linge, ou à une espée
mesme en grande distance. Et il ne faut
pas douter que si apres une longue et
profonde speculation de toute l'œconomie et enchaînement des causes naturelles qui peuvent estre jugées ca-
pables de produire un tel effet, on tombe
à la fin sur les veritables ; il faut
qu'elles ayent des ressorts et des moyens
d'agir bien subtils et bien déliez : jusques à cette heure, elles ont esté enve-
lopées des tenebres, et jugées tellement inaccessibles que ceux qui se sont

meslez d'en parler ou d'en écrire (au
moins ceux que j'ai veu) se sont con-
tentez d'en dire quelques gentillesses
ingénieuses, sans traiter la matiere bien
à fonds, et plûtost pour montrer la vivacité de leur esprit et la force de leur
éloquence, que pour satisfaire à leurs
Lecteurs ou auditeurs, en leur en-
seignant comment la chose se fait.
Ils veulent que nous prenions pour
argent contant , des termes que nous
n'entendons point, et ne sçavons pas ce
qu'ils signifient. Ils nous payent de con-
venances, de ressemblances, de Sympathie, de vertus magnetiques et de semblables paroles, sans nous expliquer ce
que ces termes veulent dire. Ils croyent
avoir bien réüssi s'ils persuadent foible-
ment à quelqu'un que la chose se peut
faire par une voye naturelle, et sans
avoir recours à l'intervention des de-
mons ou esprits : Et ils ne pretendent
en aucune sorte avoir trouvé des raisons

convaincantes pour démontrer comment cela se fait. Si je n'esperois, Messieurs, pouvoir gagner autre chose sur vos esprits ; je veux dire, que si je ne croyois vous pouvoir persuader que par des paroles, ie ne l'aurois pas entrepris. Je sçay trop bien, *Quid ferre recusent, quid valeant humeri.* Un tel dessein demande grand feu, vivacité et pointes de conceptions, volubilité de langage, proprieté d'expressions, pour insinuër comme par surprise, ce qu'on ne sçauroit emporter de pied ferme, et par des raisons froides, quoy que solides. Un discours de cette nature ne se doit pas attendre d'un étranger, qui se trouve obligé de dire ses sentimens en une langue ; en laquelle il a peine d'exprimer ses conceptions ordinaires. Neantmoins, Messieurs, ces considerations ne m'empescheront pas de me charger d'une entreprise qui pourra sembler à quel-

ques-uns bien plus difficile que celle
que je viens de dire ; à sçavoir, de
bien prouver et convaincre que cette
guerison qu'on appelle de Sympathie, se peut faire naturellement ; et
de vous montrer à l'œil, et faire toucher au doigt, comment elle se fait. Vous
sçavez, Messieurs, que les persuasions
se font par des argumens ingenieux,
qui étant exprimez de bonne grace, cha-
toüillent plûtost l'imagination, qu'ils ne
satisfont l'entendement. Mais les démonstrations sont bâties sur des principes certains et prouvez ; et quoy
qu'elles soient grossierement énoncées,
neantmoins elles convainquent, et les
conclusions en sont tirées avec necessité. Elles procedent comme une visse
attachée contre une porte pour l'abbattre,
ou sur une lame de metal pour y impri-
mer la marque de la monnoye, à chaque
tour qu'elle fait, elle ne s'aproche que
de peu, et quasi insensiblement ; et ne

fait gueres de bruit, ny ne requiert pas
une si grande force pour la tourner :
mais son effort, quoy que lent, est si
invisible, qu'à la fin elle abat la porte,
et fait l'impression profonde dans la
plaque d'or ou d'argent. Au lieu que des
coups de marteaux ou de barres (aus-
quels se peuvent comparer les discours
ingenieux et conceptions fleuries des
beaux Esprits) demandent des bras de
Geans, font beaucoup de bruit, et au
bout du conte, produisent peu d'effet.
Pour entrer donc en matiere ; Je poseray
premierement (selon la methode des démonstrations géometriques) six ou sept
principes comme pierres fondamentales,
sur lesquelles je bastiray mon édifice :
Mais aussi, je les établiray si bien et si
fermement, qu'on ne fera pas difficulté
de me les accorder. Ces principes, seront
comme les roües de la machine d'Ar-
chimede, par le moyen de laquelle un
enfant étoit capable d'attirer sur la terre

la grosse caraque du Roy Hieron, que cent paires de bœufs avec toutes les cordes et chables de son Arcenal, ne pouvoit pas faire seulement branler. Et par le moyen de ces principes, j'espere de conduire ma conclusion à bon port.

Le premier principe donc sera Que l'orbe ou sphere de l'air est remply de lumiere. S'il étoit besoin de prouver en cet endroit que la lumiere est une substance materielle et corporelle, et non une qualité imaginaire et incomprehensible (comme plusieurs de l'école le pretendent) je le ferois avec assez d'evidence. Je l'ay fait suffisamment en quelqu'autre traitté qui a esté publié depuis quelques années. Et ce n'est pas une nouvelle opinion : Car plusieurs Philosophes des plus estimez parmy les anciens l'ont avancée et même le grand Saint Augustin en sa troisiéme Epistre à Volusien témoigne qu'il est de ce sentiment. Mais pour nostre affaire presente, que la lumiere soit l'une ou l'autre, c'est assez d'expliquer son cours, et les voyages qu'elle fait, dont nos sens nous rendent témoignage. Il est évident que sortant continuellement de sa source, qui est le Soleil, et s'élançant avec une merveilleuse vitesse de tous côtez par lignes droites; là, ou elle rencontre quelques obstacles en son chemin par l'opposition de quelque corps dur et opaque, elle se refléchit, elle saute de là, *ad angulos æquales*, et reprend un autre cours par une autre ligne droite, jusques à ce qu'elle ait bricollé vers un autre costé par le choc d'un autre solide; et ainsi elle continuë à faire de nouveaux bonds çà et là, tant qu'enfin étant chassée de tous côtez par les corps qui s'opposent à son passage, elle se lasse et s'esteint. Tout de même donc que nous voyons une balle en un jeu de paulme, qui étant poussée par un puissant bras contre une des murailles, saute de là à l'opposite, tant que souvent elle fait le circuit de tout le jeu de paulme, et acheve son mouvement proche du lieu où elle l'avoit commencé. Nos yeux mêmes sont témoins de ce progrez de la lumiere, quand par reflection elle illumine quelque endroit obscur où elle ne peut pas parvenir directement: ou quand sortant immediatement du Soleil et battant sur la Lune ou sur quelque autre des planettes, les rayons qui n'y peuvent pas entrer rejallissent jusques à nostre terre (car sans cela nous ne les pourrions pas voir) et là est refléchie, rompuë et brisée par autant de corps comme elle en rencontre en ses réflexions diverses.

Le second principe sera, Que la lumiere frapant ainsi sur quelque corps, les rayons qui n'y entrent pas bien avant, mais qui rebondissent de la superficie de ce corps, en détachent et emportent avec soy quelques petites particules ou atomes, tout de mesme que

la balle dont nous venons de parler,
emporteroit avec elle quelque humidité
des murailles contre lesquelles elle bri-
colleroit, si le plâtre qui les enduit, étoit
encore humide ; et comme elle emporte
en effet quelque teinture du noir dont
ces murailles sont colorées. La raison
de cecy est, que la lumiere, ce feu si
subtil et ratifié, venant avec une si
merveilleuse vitesse (car ses darts sont
dans nos yeux quasi aussi-tost que sa
tête est élevée dessus nôtre Horison ; faisant ainsi tant de milliers de liëues en
une espace imperceptible de temps) et
battant à plomb sur le corps qui luy est
oposé, elle ne peut pas manquer d'y
faire quelques petites incisions, pro-
portionnées à sa rareté et subtilité : Et
ces petits atomes decouppez et détachez
de leur tronc, étant composez des
quatre Elemens (comme tous les corps
du monde le sont) le chaud de la lumiere
s'attache et s'incorpore avec les parties

humides, visqueuses et gluantes des-
dits atomes, et elle les emporte bien
loin avec soy. L'experience nous
montre cette verité, aussi bien que la
raison. Quand on met quelque linge ou
drap humide à secher devant le feu, les
rayons ignez frappant là dessus, ceux qui
n'y trouvent point d'entrée, mais reflé-
chissent hors de là, emportent avec eux
des corpuscules humides, qui forment
une espece de broüillas entre le linge et
le feu. De mesme, le Soleil illuminant
à son lever la terre, qui est humectée
par la pluye ou par la rosée de la nuit,
ses rayons élevent un broüillas qui
monte peu à peu jusques aux sommets
des collines ; et ce broüillas se rarefie
à mesure que le Soleil a plus de force
de le tirer en haut, jusques à ce qu'à la
fin nous le perdons de veuë, et il devient
partie de l'air, qui à cause de sa tenuité
nous est invisible. Ces atomes donc,
sont comme des Cavaliers montez sur

des coursiers ailez qui vont bien loin ;
jusques à ce que le Soleil se couchant,
retire leurs Pegases, et les laisse tous
sans monture, et alors ils se precipitent
en foule vers la terre d'où ils estoient
attirez : la plus grande part et les plus
pesans tombent à la premiere retraite du
Soleil, et c'est ce qu'on appelle le serein,
lequel quoy qu'il soit trop subtil pour
estre veu, on ne laisse pas pourtant de
le sentir, comme une infinité de petits
marteaux qui frapent nos testes et nos
corps, principalement de ceux qui sont
avancez en l'âge ; car les jeunes, à cause
du boüillonnement de leur sang et de
la chaleur de leur complexion, pous-
sent hors d'eux abondance d'esprits ;
lesquels estant plus forts que ceux qui
tombent du serein, les repoussent et les
empeschent d'agir avec si grand effet sur
les corps d'où ces esprits sortent, comme
ils font sur ceux qui estans refroidis par
l'âge, n'en sont pas garantis par une si

forte émanation d'esprits qui sortent d'eux. Le vent qui soufle et qui est porté de tous costez, n'est autre chose qu'un grand fleuve de semblables atomes attirez de quelques corps solides qui sont sur la terre : et puis sont ballotez ça et là, selon qu'ils rencontrent des causes pour cet effet. Il me souvient d'avoir une fois veu oculairement comment le vent s'engendre : Je passois le mont Cenis pour aller en Italie, sur le commencement de l'Esté; et j'estois déja à la moitié de la montagne comme le Soleil se levoit, beau et lumineux. Mais devant que de voir son corps (que les montagnes me cachoient encore) je remarquay ses rayons qui doroient le sommet du mont Viso, qui est une Pyramide de rocher, bien plus haute que le mont Cenis, et que toutes les montagnes qui l'environnent. Plusieurs mesmes sont d'opinion que c'est une des plus hautes montagnes du monde,

aprés le Pic de Teneriffe dans la
Canarie, et elle est toûjours couverte
de neige. Je remarquay donc, qu'à
l'endroit qui estoit éclairé des rayons
du Soleil, il se formoit un broüillas,
qui au commencement ne paroissoit
pas de plus grande étenduë qu'une
grosse poule : mais qui peu à peu
s'augmenta tant qu'à la fin tout le
sommet non seulement de cette montagne, mais aussi de celles qui sont
autour, furent couvertes d'une nuée.
J'étois déjà arrivé au plus haut du mont
Cenis, et me trouvant en la ligne droite
qui passoit du Soleil au mont Viso, je
m'arrestay pour le regarder, pendant que
mes gens achevoient de monter : car
ayant plus d'hommes à porter ma chaise
qu'aucun d'eux, j'avois fait plus de diligence qu'eux. Je n'y fus pas long-temps
que le broüillas sembla s'abaisser doucement vers le lieu où j'estois, et je com-
mençay à sentir comme une petite fraî-

cheur qui me donnoit sur le visage,
lors que je le tenois tourné de ce costé-là.
Quand toute ma troupe fut assembléc
autour de moy, nous allâmes descendre
de l'autre costé du mont Cenis, vers Suze;
et à mesure que nous descendions, nous
sentions tres-perceptiblement que le vent
se roidissoit à nostre dos, car le chemin
nous obligeoit d'aller vers le costé où le
Soleil estoit. Nous rencontrâmes des pas-
sagers qui montoient par où nous descendions ; Ils nous dirent que plus bas
le vent estoit tres-impetueux et qu'il les
avoit fort incommodez, leur soufflant au
visage et dans les yeux ; mais qu'à mesure qu'ils montoient, ils le trouvoient
moins facheux. Et de nostre costé, quand
nous arrivâmes au lieu où ils nous
avoient dit que le vent estoit si violent,
nous trouvâmes comme une espece de
tourmente : et il s'augmentoit toûjours
en descendant, jusques à ce que le Soleil
s'estant avancé, ne l'attiroit plus par cette

ligne là, mais causoit le vent en un autre quartier. Les gens du pays m'asseu-
rerent que cela se faisoit toujours ainsi,
quand quelque accident extraordinaire
et violent ne détournoit point son cours
accoûtumé, qui est qu'à une certaine
heure du jour le vent s'éleve à un certain
rumb ; et quand le Soleil est parvenu à
un autre point, un autre vent se leve
et ainsi de main en main il change de
rumb jusques au Soleil couchant qui apporte toûjours le calme, si le temps est
beau ; et que le vent vient toûjours de
l'endroit du mont Viso, opposé au Soleil.
Et ils nous dirent aussi que le vent jour-
nalier est toûjours plus fort vers le bas
de la montagne, que vers le haut : dont
la raison est évidente : c'est que le mouvement naturel de tout corps (de mesme
que celuy des choses pesantes) s'augmente toujours en vitesse, à mesure qu'il
s'avance vers son centre : et ce, en nombre impair (comme Galilée l'a ingenieu-

sement démontré ; je l'ay aussi fait en quelque autre traité) c'est à dire, si dans le premier moment il s'avance d'une aûne, dans le second il s'avancera de trois aûnes, dans le troisiéme de cinq, dans le quatrieme de sept, et ainsi toûjours il continuë à s'augmenter en la mesme sorte : ce qui provient de la densité et de la figure du corps descendant, agissant sur la cessibilité du Medium. Et ces corpuscules qui causent le vent du mont Viso, sont denses et terrestres ; car la n eige estant composée de parties aquatiques et de parties terrestres unies ensemble par le froid, lors que la chaleur des rayons solaires les desunit et les separe, les visqueuses s'envolent avec eux, pendant que les terrestres (trop pesantes pour monter bien haut) tombent incontinent en bas. Cecy me fait souvenir d'une chose assez remarquable, qui m'arriva pendant que j'estois avec ma flotte dans le port de Scanderonne à Alexan-

drette, à l'extremité de la mer Mediterranée. L'on descend là pour aller à Alep
et à Babylone. J'avois déjà fait ce que
je m'estois proposé de faire en ces mers:
j'estois venu à bout de tout mon dessein
avec heureux succez, et il m'importoit
de revenir en Angleterre le plûtost qu'il
me seroit possible ; et d'autant plus, que
tous mes Navires estoient demeurez fra-
cassez d'un combat que j'avois eu depuis
peu de jours en ce port, contre une puissance formidable, qui, bien que la vic-
toire me fust enfin demeurée, ne laissa
pourtant pas dans une si furieuse dispute,
de mettre ma flotte en grand desordre,
et de remplir mes vaisseaux d'hommes
blessez. Pour aviser donc de la route la
plus expediente pour venir au plutost en
un lieu où je pusse me reparer et estre
en seureté ; je fis assembler tous les Ca-
pitaines, les Pilotes et les Mariniers ex-
perimentez de ma flotte : et leur ayant
proposé mon dessein, tous unanimement

furent d'avis que le plus seur estoit de descendre vers le Midy, et de costoyer toute la Syrie, la Judée, l'Egypte et l'Affrique, et par ce moyen nous rendre à l'emboucheure du détroit de Gibraltar : et qu'allant ainsi proche de la terre, nous aurions reglement toutes les nuits un petit vent de terre (qu'ils appelloient une brise) lequel nous feroit faire en peu de temps nostre voyage ; et que nous ne serions pas en si grand danger de rencontrer la flotte de France ny celle d'Espagne, car l'Angleterre estoit alors en guerre contre ces deux Royaumes, et nous avions avis que ces flottes nous attendoient en bon équipage sur les costes, pour se venger de ce que nous avions fait au prejudice de ces deux nations, pendant seize mois que nous avions esté les maistres en ces Mers.

Ce que nous avions raison de tascher d'éviter (disoient-ils) puisque nous estions desormais plustost en estat d'em-

ployer ce qui nous restoit de forces à
rechercher en diligence quelque bon
port, où nous pussions en seureté reparer nos debris, que de nous hazarder à
de nouveaux combats; car on pouvoit
bien dire que nous n'en avions eu que
trop en un si long voyage. Mon opinion
estoit toute contraire à la leur. Je croyois
que nostre meilleur seroit de monter
vers le Septentrion et de cingler le long
de la coste de la Cilicie, de la Pamphy-
lie, la Lydie, la Natolie ou l'Asie Mi-
neure, traverser l'emboucheure de l'Ar-
chipelague, laisser la Mer Adriatique à
droite, passer par la Sicile, l'Italie, la Sar-
daigne, la Corsique, le Golfe de Lion, et
costoyer toute l'Espagne : leur remon-
trant que ce nous seroit une grande honte
de nous destourner de nostre meilleur
route, pour éviter la rencontre de nos
ennemis ; puis que nous n'estions venus
en ces quartiers, que pour les chercher
par tout où ils seroient : et que la pro-

tection dont Dieu par sa bonté avoit daigné nous assister dans tant de combats en allant, nous estoit un sujet d'esperer avec joye une aussi bonne issuë de ceux qui nous pourroient arriver en retournant. Qu'il n'y avoit point de doute que la route que je leur proposois ; considerée simplement en soy, ne fust sans comparaison la méilleure et la plus expeditive pour sortir de la Mer Mediterranée et gagner l'Ocean : dautant (leur disois-je) qu'encore que nous ayons des brises de la terre pendant que nous serons sur les côtes de Syrie et d'Ægypte, nous n'en aurons point du tout sur la coste de Lybie, où sont ces affreux sables qu'on appelle les Syrtes, qui sont d'une tres-grande étenduë : cette coste-là n'ayant aucune humidité (car il n'y croist ny arbre ny herbe ; et il n'y a que des sables mouvans, qui couvrirent et enterrèrent autrefois tout à coup la puissante Armée du grand Roy

Cambises.) Or où il n'y a point d'humidité, le Soleil ne peut rien attirer pour en former du vent. De sorte que nous ne trouverons jamais-là (principalement en Esté) d'autre vent que le regulier qui a son cours de l'Occident, en l'Orient, selon le cours du Soleil (le pere des vents) si ce n'est quand il en vient d'extraordinaire, ou de la terre d'Italie, qui est vers le Nord, ou du fonds de l'Æthiopie, où sont les montagnes de la Lune, et la source et les cataractes du Nil. Mais alors si nous estions proches des Syrtes, le vent d'Italie nous feroit infailliblement faire naufrage. Je raisonnois ainsi selon les causes naturelles, pendant que ceux de mon Conseil de guerre se tenoient fermes à leur experience. Ce qui fut cause que je ne voulus rien faire contre le sentiment unanime de tous : car encore que la disposition et resolution de toutes choses dépendist absolument de moy, il me sembloit neantmoins qu'on me pourroit justement accuser d'opiniâtreté et de temerité, si je voulois preferer mon avis seul à l'avis commun de tous les autres.

De sorte que nous prîmes cette route-là, et allâmes heureusement jusques aux Syrtes de Lybie. Mais en cet endroit, nos brises nous manquerent, et durant trente-sept jours nous n'eûmes pour tout vent que quelques Zephirs qui venoient du Ponant, où nous devions aller. Nous fûmes contraints de nous tenir à l'Ancre tout ce temps là, avec beaucoup d'apprehension que le vent ne nous vint avec bourasque du côté du Nord. Car cela arrivant, nous estions perdus; dautant que nos Ancres n'auroient pû tenir ferme dans ces sables mouvans; car sous l'eau ils sont de mesme nature que sur le sec; et ainsi nous aurions esté jettez sur cette coste et y aurions fait naufrage. Mais Dieu qui a voulu que j'eusse l'honneur de vous entretenir aujourd'huy, me

delivra de ce peril. Et au bout de trente
sept jours nous remarquâmes le cours
des nuées bien haut dans l'air qui venoit
du Sud-Est, au commencement assez
lentement, mais d'heure en heure, il
se hastoit et se pressoit de plus en plus :
de sorte qu'au bout de deux jours le
vent qui s'estoit formé bien loin de là
dans l'Ethiopie, arriva comme une grande
tempeste au lieu où nous estions ; et
nous mena bien-tost au lieu où nous
devions aller ; car à moins de venir avec
cette impetuosité et cette force, il se
seroit dissipé et perdu, avant que d'arriver au bout d'une si longue traite. De
ce discours nous pouvons conclure que
par tout où il y a du vent, il y a aussi des
petits corpuscules, ou atomes qui ont
esté attirez des corps qui sont aux lieux
d'où vient ce vent par la force du Soleil
et de la lumiere : et que ce vent n'est en
effet autre chose que de tels atomes
agitez et poussez quelque part avec

impetuosité. Et ainsi les vents se res-
sentent toûjours des lieux d'où ils
viennent ; comme s'ils viennent du
Midy, ils sont chauds; s'ils sont Septen-
trionaux, ils sont froids ; si de la terre
seule, secs; si de la marine, humides; si
des lieux qui produisent des substances
odoriferentes, ils sont odoriferents, sains
et agreables ; comme l'on dit de ceux
qui viennent de l'Arabie heureuse qui
produit les épices, les parfums et les
gommes de bonne senteur ; et comme
celuy qui vient de Fontenay et Vaugi-
rard à Paris en la saison des Roses, qui
est tout parfumé; au contraire ceux qui
viennent d'endroits puans comme des
lieux sulphureux de Pozzuolo, sentent
mauvais ; et ceux qui viennent de lieux
infectez, portent la contagion avec eux.

Mon troisiéme principe sera, Que l'air
est plein par tout de ces corpuscules ou
atomes : ou plûtost ce que nous appel-
lons nostre air, n'est autre chose qu'un

mélange et une confusion de semblables
atomes, où les parties aëriennes do-
minent. Il est notoire qu'il ne se trouve
point actuellement dans la nature aucun Element pur et sans mélange des
autres : car le feu externe, et la lumiere
agissans d'un costé, et le feu interne de
chaque corps poussant aussi de son costé,
font ce merveilleux mélange de toutes
choses en toutes choses. Dans cette
grande étendue où nous plaçons l'air il y a
un espace suffisant et une liberté assez
grande pour faire ce melange. L'experience aussi bien que la raison, nous
le confirme. J'ay veu des petits
vipereaux, nouvellement sortis des œufs
où ils estoient engendrez, et qui n'a-
voient pas un poulce de longueur, qui
aprés les avoir conservez dans une
grande cucurbite couverte d'un papier
lié à l'entour, afin que par nul accident
ils ne pussent sortir, mais pleins de petits trous d'épingle, afin que l'air y peust

entrer librement, se sont augmentez en substance et en quantité si prodigieuse-ment en six, huit ou dix mois de temps, qu'il n'est pas croyable : et plus sensi-blement durant la saison des Equinoxes, lors que l'air est plein de ces atomes etherez et balsamiques qui leur don-noient leur vertu balsamique et rajeu-nissante, qu'ils attirent puissamment. De là vient que le Cosmopolite a eu rai-son de dire que, *Est in aëre occultus vitæ cibus*. Ces petits viperes n'avoient que l'air seul pour se nourrir, et neantmoins avec cette viande subtile ils devinrent en moins d'un an longs de plus d'un pied, et gros, et pesans à proportion. Le Vitriol, le Salpestre, et quelques autres substances s'augmentent de mesme façon par l'attraction de l'air seulement. Il me souvient que pour quelque occasion il y a dix-sept ou dix-huit ans j'avois be-soin d'une livre ou deux de bonne huile de tartre ; c'estoit à Paris, où je n'avois

point alors de laboratoire ny d'Operateur.
Je priay donc Monsieur Ferrier (homme
universellement connu par tous les curieux) de m'en faire, car il n'en avoit
point alors de faite ; mais la devant
faire exprés, et la calcination du tartre
se faisant aussi facilement de vingt livres
comme de deux, et sans presque augmenter la dépense, il en voulut faire en
mesme temps une plus grande quantité,
afin d'en avoir pour luy mesme. Quand
il me l'apporta, elle sentoit si fort l'eau
de rose, que je me plaignis de luy de ce
qu'il y avoit meslé de cette eau, veu que
je l'avois prié de la faire purement par
defaillance, ou exposition à l'air humide ;
car je croyois fermement qu'il eut dissout le sel de tartre dans l'eau de rose. Il
me jura qu'il n'y avoit meslé aucune liqueur, mais qu'il avoit laissé le tartre
calciné dans sa cave à dissoudre de soy
mesme : c'estoit en la saison des roses,
et il semble que l'air estant plein des

atomes qui se tirent des roses, et se
changeant en eau par l'attraction puissante du sel de tartre, leur odeur se rendoit sensible au lieu où ils s'estoient
amassez ensemble ; comme les rayons
du Soleil bruslent, quand ils sont ras-
semblez par un miroir ardent. Il arriva
encore une autre merveille touchant
cette huile de tartre, qui pourra servir à
prouver une proposition que nous n'a-
vons pas encore touchée ; mais pour ne
pas interrompre le fil de cette histoire, je
vous la diray icy par avance : c'est que,
comme la saison des roses se passoit,
l'odeur d'eau de rose s'évanoüissoit aussi
de cette huile ; en sorte que dans trois ou
quatre mois elle fut tout-à-fait passée.
Mais nous fusmes bien surpris, quand
l'année suivante à la saison des roses,
elle retourna aussi forte qu'auparavant ;
et puis vers l'hyver elle se perdit encore ;
et depuis elle a toujours gardé le mesme
ordre. C'est pourquoy Monsieur Fer-

rier la garde comme rareté singuliere
et je l'ay moy-mesme sentie chez luy
l'Esté dernier. Nous avons à Londres
une malheureuse et fascheuse confirmation de cette doctrine, car l'air
y est plein de semblables' atomes. La
matiere dont on fait le feu en cette
grande ville, est principalement de
charbon de terre, qu'on fait venir de Neuf-
castel et d'Ecosse. Ce charbon contient
en soy une grande quantité de sel volatile tres acre, qui estant emporté avec la
fumée, se dissipe dans l'air et l'en remplit
tout. Il en est tellement chargé, que quoy
qu'on ne le voye pas, on s'apperçoit de
ses effets ; il gaste les licts, les tapisseries,
et les autres beaux meubles, s'ils sont de
quelque couleur belle et éclatante : cet
air fuligineux la rend ternie en peu de
temps : si on ferme une chambre sans y
entrer durant quelques mois, et qu'on
veuille ensuite faire nettoyer tout ce qui
y est, on verra une folle farine noire, qui

couvre tous ces meubles, comme on en
voit une blanche dans les moulins et aux
boutiques des boulangers, mesme elle
entre dans les coffres, et se voit bien ap-
paremment sur le linge ou le papier, et
sur semblables choses blanches qui y sont
enfermées; car les rabats et les manchet-
tes s'y salissent plus en un jour, qu'en
dix en la campagne hors de l'estenduë de
cette fumée ; et on voit dans cette ville
au Printemps, quand les arbres sont fleu-
ris, toutes les fleurs blanches salies d'une
suye noire. Or comme cet air est ce que
les poulmons de tous les habitans attirent pour se rafraischir, il fait que le
flegme qu'on crache de la poitrine, est
tout noir et fuligineux, et l'acreté du sel
de cette suye y fait un effet tres-funeste ;
car il rend tous les habitans de cette ville
forts sujets aux inflammations, et à la fin
à l'ulceration des poulmons. Il est si
mordicant et corrosif, que si on met des
jambons, ou du bœuf, ou autre chair, à

fumer dans les cheminées, il les seche
tant et si-tost qu'il les gaste. Ceux donc
qui ont les poulmons foibles, s'en res-
sentent bientost, d'où vient que quasi la
moitié de ceux qui meurent à Londres,
meurent poulmoniques et phtisiques
crachant le sang continuellement de
leurs poulmons ulcerez. Au commencement de cette maladie, la guerison est bien
aisée. Il n'y a qu'à les envoyer en quelque
lieu où il y ait un bon air. La plus-part
vont à Paris, sçavoir ceux qui ont le
moyen de faire la dépense du voyage ; et
il recouvrent bien-tost leur santé parfaite.

La mesme chose, quoyque moins
fortement, arrive dans la Ville de Liege
ou de mesme qu'à Londres, le commun
peuple ne brûle que de ce charbon de
terre, qu'on appelle de la hoüille. Paris
mesme, quoyque l'air du païs y soit
tres-excellent, n'est pas tout-à-fait libre
de quelques incommoditez semblables.

Les boües excessives et puantes de cette
vaste ville, meslent beaucoup de mauvais
alloy à la pureté de son air, le remplis-
sant par tout des atomes corrompus qui
en sortent, lesquels pourtant ne sont pas
si pernicieux que ceux de Londres. L'on
y remarque que la vaisselle d'argent la
plus nette et la plus polie, exposée à
l'air, devient en peu de temps livide et
sale : ce qui ne provient d'autre chose
que de ces atomes noirs (vraye couleur
de la putrefaction) qui s'y attachent ; et
plus le métail est poly et luisant, plus
ils sont visibles. Je connois une personne
de condition (il est fort de mes amis) qui
est logé en un endroit, où d'un costé de
la maison est une petite ruë qui n'est
habitée que de pauvres ménages, et où
il ne passe que tres-peu de charrettes et
jamais de carosses.

Les voisins du derriere de sa maison
n'estans gueres propres, vuident leurs
immondices au milieu de la ruë, qui par

ce moyen est toute chargée de monceaux
de boüe. Aprés un long-temps, les tom-
breaux qui sont ordonnez pour emportez
les boües par tout, viennent aussi là.
Quand ils remuent ces ordures fermen-
tées, vous ne pouvez vous imaginer
quelle puanteur et quelle infection se
fait sentir par tout. A l'instant les gens
de ce mien amy accourent pour couvrir
d'étoffe spongieuse et frizée, de laine ou
de cotton, sa vaisselle d'argent et ses
chenets, que ses servantes tiennent fort
propres et luisans : car sans cela, en un moment le tout seroit noir, comme s'il estoit
enduit d'une peau delicate d'encre. Rien
de cela toutefois ne se voit dedans l'air ;
mais ces experiences convainquent évidemment qu'il est plein partout de semblables atomes. Je ne puis m'empescher
d'adjoûter encore icy une autre experience, qui est que nous voyons par les
effets que les rayons de la Lune sont
froids et humides. Il est certain que ce

qui est lumineux de ces rayons vient du
Soleil, la Lune n'ayant point de lumiere
en soy, comme en fait foy son Eclipse
qui se fait lorsque la terre estant opposée
entr'elle et le Soleil, empesche qu'il ne
l'éclaire de sa lumiere ; et alors elle est
toute noire et obscure.

Les rayons donc qui viennent de la
Lune, sont ceux du Soleil, qui frappant
sur elle, sont refléchis jusqu'à nous, et
apportent des atomes de cet astre froid
et humide, qui participent de la source
d'où ils viennent. Si on leur expose donc
un miroir concave ou un bassin poly
qui les assemble, vous verrez qu'au lieu
que ceux du Soleil brûlent en semblable
conjoncture, ceux cy tout au contraire ra-
fraischissent et humectent notablement,
et même laissent sur le miroir une substance aquatique, visqueuse et gluante.
Il sembleroit que ce fust une chose vaine
de se laver les mains dans un bassin
d'argent bien poly, où l'on ne verroit

point d'eau ny autre chose que la reflexion des rayons de la Lune : et neantmoins, si on continuë à faire cela quelque espace de temps, on se trouvera les
mains toutes humides ; c'est mesme un
remede infaillible pour faire tomber les
porreaux des mains, quelque grand
nombre qu'il y en ait, pourveu qu'on le
reïtere plusieurs fois. Concluons donc
de tout ce discours, et de toutes ces experiences, que l'air est plein des atomes
qui s'attirent des corps par le moyen de
la lumiere qui en refléchit, ou qui en
sortent par la chaleur naturelle et inté-
rieure de ces mesmes corps qui les
chasse dehors. Il semblera peut-être impossible qu'il puisse y avoir une si
grande émanation de corpuscules, qui
soient tellement répandus dans l'air, et
soient emportez si loin par un flux continuel (pour le dire ainsi) sans que le
plus souvent le corps d'où ils viennent,
en souffre aucune diminution percep-

tible; car quelquefois elle est fort vi-
sible › comme dans l'évaporation de l'esprit de vin, du musque, et de semblables
substances volatiles. Mais cette objec-
tion sera nulle et les deux precedens
principes se rendront plus croyables,
quand nous en aurons posé un quatriéme, qui sera que tout corps pour
petit qu'il soit est divisible jusqu'à l'infiny. Non pas qu'il ait actuellement des
parties infinies (car le contraire de cela
se peut démontrer), mais qu'il se peut
toujours diviser et subdiviser en nouvelles parties, sans jamais parvenir à la
fin de sa division. Et c'est en ce sens
que nos Maîtres nous enseignent que la
quantité est infiniment divisible. Cecy
est evident à qui considerera profondément l'essence et la raison formelle de
la quantité, qui n'est autre chose que
divisibilité.

Mais parce que cette speculation est
fort subtile et Metaphysique, je me ser-

viray de quelques démonstrations Géometriques pour prouver cette verité, car
elles s'accommodent mieux à l'imagination. Euclide nous enseigne par la
dixiéme proposition de son sixiéme
livre, que si on prend une ligne courte
et une autre longue, et que la longue
soit divisée en plusieurs parties égales
entr'elles, la petite peut être divisée en
autant de parties aussi égales entr'elles,
et chacune de ces parties encore en autant d'autres, et chacune de ces dernieres
en autant; et ainsi toujours, sans jamais
parvenir à ce qui ne peut plus estre divisé. Mais supposons (quoy qu'il soit
impossible) qu'on puisse tant diviser et
subdiviser une ligne qu'à la fin on par-
vienne à des indivisibles, et voyons ce
qui en arrivera. Je dis donc que puisque
la ligne se résout en indivisibles, elle
en doit être composée. Voyons si cela se
verifie. Pour cet effet je prends trois indivisibles, lesquels pour les distinguer,

soient A B et C, (car si trois millions
d'indivisibles font une longue ligne, trois
indivisibles en composeront une courte.)
Je les mets donc de rang. Premierement,
voila A posé, puis je mets B auprés de
luy, en sorte qu'ils se touchent : je dis
qu'il faut necessairement que B occupe
la mesme place que A ou qu'il n'occupe
pas la mesme. S'il occupe la mesme
place, les deux ensemble ne font point
d'extension : et par mesme raison ny 3,
ny 3,000 n'en feront point, mais tous
ces indivisibles s'uniront ensemble
et le résultat de tout ne sera qu'un
seul indivisible. Il faut donc que
n'étans pas tous deux en mesme place,
mais pour-tant se touchant l'un l'autre
une partie de B touche une partie
de A et l'autre partie ne le touche
pas. J'y ajoute donc l'indivisible C
dont une partie touchera la partie de
B qui ne touche point A, et par ce
moyen B est le copulant ou mediateur

entre A et C pour faire extension.
Pour faire cecy, vous voyez qu'il faut
admettre des parties en B et aussi dans
les deux autres, qui par votre supposition
sont tous indivisibles. Ce qui estant
absurde, la supposition est impossible.
Mais pour rendre la chose encore plus
claire, supposons que ces trois indivisibles font une extension et composent
une ligne : la proposition déjà citée d'Euclide démontre que cette ligne peut estre
divisée en trente parties égales, ou en autant qu'il vous plaira. De sorte qu'il faut
accorder que chacun de ces trois indivisibles peut estre divisé en dix parties ; ce
qui est contre la nature et la définition
d'un indivisible. Mais sans la diviser en
tant de parties, Euclide démontre par la
dixiéme proposition de son premier élément, que toute ligne se peut partager en
deux parties égales. Mais celle-cy estant
composée d'indivisibles de nombre impair, il faut que la partageant en deux,

il y ait un indivisible, plus d'un costé
que de l'autre ; ou que celuy du milieu
soit partagé en deux moitiés. De sorte
que celuy qui nie que la quantité ne se
puisse diviser à l'infiny, s'embarrasse en
des absurditez et impossibilitez incom-
prehensibles : et au contraire, celuy qui
l'accorde ne trouvera point d'impossibi-
lité, ny d'inconvenient que les atomes
de tous les corps qui sont dans l'air, ne
puissent estre divisez, estendus et portez
à une merveilleuse distance. Nos sens
font foy en quelque façon. Il n'y a
aucun corps au monde (que nous sça-
chions) si compacte, si pesant, et si solide que l'or. Et neantmoins à quelle
étrange estendue et division ne se peut-il
point réduire ? Prenons une once de ce
metal massif ; ce ne sera qu'un bouton gros
comme le bout d'un de mes doigts. Un
batteur d'or fera mille feüilles ou davantage de cette seule once. La moitié d'une
de ces feüilles suffira à dorer toute la

surface d'un lingot d'argent de trois ou quatre onces ; donnons ce lingot doré à ceux qui preparent le fil d'or et d'argent pour en faire du passement, et qu'ils le mettent dans leurs filieres pour le tirer à la plus grande longueur et subtilité qu'ils peuvent, ils pourront le reduire à la grosseur d'un cheveu ; et ainsi ce filet aura peut-estre un demy quart de lieuë d'estenduë, et encore davantage. Et en toute cette longueur, il n'y aura pas l'espace d'un atome dans la superficie qui ne soit couvert d'or. Voilà une estrange et merveilleuse dila-tation de cette demy-feuille. Faisons de mesme de tout le reste de cet or battu. Il est constant que par ce moyen, ce petit bouton d'or peut estre tant estendu qu'il arrivera de cette ville de Montpellier à Paris, et pourra mesme passer au delà. En combien de millions de millions d'atomes ne se pourrait point couper cette ligne dorée, par des ciseaux déliez? Or il est aisé à comprendre que cette extension et divisibilité faite par des instrumens grossiers de martaux, de filieres, de ciseaux, n'est pas comparable à celle qui se fait par la lumiere et par les rayons du Soleil. Car il est certain que si cet or peut estre tiré à une si grande longueur par des roües et par des filieres de fer, quelques-unes de ces parties pourront aussi estre emportées par les coursiers aislez dont nous avons parlé tantost; j'entens, par les rayons qui volent dans un moment depuis le Soleil jusques à la Terre. Si je n'apprehendois de vous ennuyer par ma longueur, je vous entretiendrois de l'étrange subtilité des corpuscules qui sortent du corps vivant, par le moyen desquels nos chiens d'Angleterre suivront à l'odorat, durant plusieurs lieuës la piste d'un homme ou d'une beste qui aura passé par là quelques heures auparavant; et ainsi trou-

veront l'homme ou la beste qu'on
cherche. Et non seulement cela, mais
ils trouveront dans un grand monceau
de pierres celle que cette personne aura
touchée de sa main. Il faut que dessus
la terre et sur cette pierre il s'attache
quelques parties materielles du corps
qui y a touché, et neantmoins ce corps
ne se diminuë point sensiblement non
plus que l'ambre gris et les peaux d'Espagne qui envoient hors d'eux leur
odeur cent ans durant, sans diminuer
ny en quantité, ny en odeur. En nostre
païs, on a accoustumé de semer toute
une campagne de mesme sorte de grains,
sçavoir une année d'orge, l'année suivante de froment, la troisiéme de féves,
et la quatriéme on laisse la terre en fri-
che pour la fumer et pour la remettre
en bon estat par l'attraction qu'elle fait
de l'esprit vital qui est dans l'air ; et
puis l'on recommence de nouveau par
ce mesme ordre. Or, l'année qu'elle est

couverte de féves, ceux qui voyagent pendant qu'elles sont en fleur, les sentent d'une fort grande distance, si le vent est favorable. C'est une odeur suave, mais fade, et à la longue déplaisante et entestante. Mais l'odeur du Rosmarin qui vient de la coste d'Espagne, va bien plus loin. J'ay voyagé par Mer le long de ces costes trois ou quatre fois, et j'ay toûjours remarqué que les mariniers sçavent quand ils sont à trente ou quarante lieuës de ce continent (je ne me souviens pas exactement de la distance), ils ont cette connoissance par l'odeur vive de Rosmarin qui en vient. Je l'ay senti moy-mesme aussi fort que si j'eusse eu une branche de Rosmarin dans la main, et cela nous est arrivé deux ou trois jours auparavant que nous pussions découvrir la terre : il est vray que le vent estoit contraire. Quelques histoires nous marquent que des vautours sont venus de deux ou trois cents lieuës à l'odeur des charognes des corps morts qui estoient restez sur la terre, aprés une sanglante bataille. Et l'on sçavoit que ces vautours estoient venus de si loin, parce qu'il n'y avoit point de ce genre d'oyseaux plus près. Ils ont l'odorat tres-vif, et il faut que les atomes pourris et puans de ces corps morts, ayent esté emportez dans l'air aussi loin que cela; et que ces oyseaux ayant une fois attrappé cette odeur, l'ayent suivie jusques à sa source dautant qu'elle est plus forte, à mesure qu'elle est plus proche. Nous finirons icy ce que nous avions à dire touchant la grande estenduë des corpuscules qui sortans par le moyen du Soleil et de la lumiere de tous les corps composez des quatre élemens, remplissent l'air et sont emportez à une distance merveilleuse du lieu et du corps dont ils ont leur source et leur origine. La preuve et l'explication desquelles choses a esté jusqu'icy le but et la visée de tout mon discours.

Maintenant, Messieurs, il faut s'il vous plaist, que je vous fasse voir que ces corpuscules qui remplissent et composent l'air, sont quelquefois attirez par une route tout à fait differente de celle que leurs premieres causes universelles leur devoient faire tenir. Et ce sera notre cinquiéme Principe. On peut remarquer dans le cours et dans l'œconomie de la nature, plusieurs sortes d'Attractions, comme celle qui se fait par Suction, par laquelle j'ay veu une balle de plomb au fond d'un long fusil exactement travaillé, suivre l'air, qu'une personne sucçoit à l'embouchure du canon, avec une telle impetuosité et roideur, qu'elle lui cassa les dents. L'attraction de l'eau ou du vin qui se fait par un Scyphon, est semblable à celle-cy : par son moyen on fait passer une liqueur d'un vase dans un autre sans la troubler et sans en faire monter les feces. Il y a une autre sorte d'attraction qui s'appelle magnetique, par laquelle l'aymant attire le fer. Une autre Electrique, quand le Carabé, ou le Jayet attire la paille. Une autre de la flâme, quand la fumée d'une chandelle éteinte attire la flâme d'une brulante, et la fait descendre pour allumer celle qui est éteinte. Une autre est de Filtration, quand un corps humide monte par un autre corps sec, ou que le contraire se fait. Et enfin quand le feu ou quelque chose chaude attire l'air et ce qui est meslé avec luy.

Nous parlerons seulement icy des deux dernieres especes d'attraction. J'ay assez expliqué les autres en un autre lieu. La Filtration pourra sembler à celuy qui ne la considere pas assez attentivement, et qui n'en examine pas toutes les circonstances, une merveille cachée de la nature ; et une personne d'un raisonnement mediocre et limité, l'attribüera à quelque vertu et propriété occulte, et se persuadera que dans le filtre il y a une secrette sympathie qui fait monter l'eau contre sa nature : mais celuy qui l'examinera comme il faut observant tout ce qui s'y fait, sans omettre aucune circonstance, il verra qu'il n'y a rien de plus naturel, et qu'il est impossible qu'il arrive autrement. Et il faut faire le mesme jugement de tous les plus profonds mysteres et des secrets les plus cachés de la Nature, si on prenait peine de les découvrir, et si on les examinoit comme il faut. Voicy donc comment la filtration se fait : on met une longue languette de drap ou de cotton, ou de quelque matiere spongieuse, dans une terrine d'eau ou d'autre liqueur, laissant pendre par-dessus le bord de la terrine, une bonne partie de la languette. Et l'on voit bien-tost monter l'eau par le drap, et passer par dessus le bord du vaisseau et degoutter par le bout d'en bas de la languette, sur la terre ou dans quelque vaisseau.

Et les jardiniers se servent mesme de cette methode, pour arroser en Esté peu à peu leurs fleurs ou jeunes plantes : comme aussi les Apotiquaires et Chymistes, pour separer les liqueurs de leurs feces ou residences. Pour comprendre les raisons de ce que l'eau monte ainsi, regardons de prés et en détail tout ce qui s'y fait. La partie du drap qui est dans l'eau, devient moüillée, c'est-à-dire reçoit et imbibe l'eau parmy ses parties premierement seches et spongieuses. Ce drap s'enfle et se gonfle en recevant l'eau ; car deux corps joints ensemble, demandent plus de place que ne feroit l'un d'iceux s'il estoit seul. Considerons cette enflure et extension augmentée dans le dernier filet de ceux qui touchent l'eau, à sçavoir en celuy qui est en superficie ; lequel, pour estre distingué des autres, soit marqué par les deux bout (comme une ligne) et soit A. B. et le filet qui suit immediatement et est au-dessus de luy, soit C. D. et ¹e suivant E. F. puis G. H. et ainsi jusques à l'extremité de la languette. Je dis donc que le filet A. B. se dilatant et grossissant par le moyen de l'eau qui entre dans ses fibres, s'approche peu à peu du filet C. D. qui est encore sec, parce qu'il ne touche pas l'eau. Mais quand A. B. est tellement grossi et enflé par l'eau qui y entre, qu'il remplit tout le vuide et toute la distance qui estoit entre luy et C. D. et que mesme il presse contre C. D. à cause de son extension plus grande que n'estoit l'espace comprise entr'eux deux ; alors il moüille C. D. pource que le filet A. B. estant comprimé, la partie exterieure de l'eau qui estoit en luy venant à estre poussée sur C. D. y cherche place, et entre dans ses fibres, et les moüille tout de mesme comme au commencement sa partie

exterieure et plus élevée estoit elle-mesme
devenuë moüillée. C. D. estant ainsi
moüillé, se dilatera comme a fait A. B.
et par consequent pressant contre E. F.
il ne peut manquer de faire le mesme
effet en luy, qui l'avoit precedemment
receu en soy par l'enflure et dilatation
d'A. B. et ainsi de main en main
chaque fil moüille son voisin jusques au
dernier filet de la languette. Et il ne faut
point craindre que la continuité de l'eau
se rompe en montant cette échelle de
cordes, n'y qu'elle recule en arriere, car
ces échelons si aisez à grimper, lui rendent la montée fort facile ; et les fibres lai-
neuses de chaque fil semble quasi luy tendre la main à chaque marche pour l'aider
à monter aisément. Et ainsi la facilité
d'aller contremont jointe à la fluidité de
l'eau et à la nature de la quantité qui tend
toujours à l'unité des substances et des
corps qu'elle revest, lorsqu'il n'y a pas
quelque cause plus puissante pour la

rompre et diviser, fait que cette eau se
tient tout d'une piece, et passe par dessus le bord de la terrine : aprés quoy,
son voyage est encore plus aisé : car elle
va son penchant naturel en descendant
toujours en bas, et si le bout de la languette pend plus bas, hors de la terrine,
que n'est la superficie de l'eau dans la
terrine, l'eau degoutte en terre, ou dans
quelque vaisseau soûmis : comme nous
voyons qu'une corde pesante estant pen-
due sur une poulie, le bout qui est le
plus long et le plus pesant, tombe à
terre et enleve l'autre plus court et plus
léger, le faisant passer par dessus la
poulie. Mais si le bout exterieur de la
languette et qui est hors de la terrine,
estoit horizontal avec la superficie de
l'eau, et ne pendoit pas plus bas qu'i-
celle, l'eau se tiendroit immobile comme
deux bassins d'une balance où il y auroit égal poids en chacun d'eux. Et si
l'on vuidoit de l'eau qui est dans la ter-

rine en telle sorte que sa superficie devint plus basse, que la pointe de la languette ; en ce cas-là l'eau montante estant devenuë plus pesante que la
descendente de l'autre costé hors de la
terrine, elle rappelleroit celle qui estoit
déja sortie et preste à tomber, et la feroit rebrousser chemin, et tourner en
arriere sur ses pas, et rentrer dans la
terrine pour se remesler à l'eau qui y
est. Vous voyez donc tout ce mystere
qui d'abord estoit si surprenant, dé-
ployé et rendu aussi familier et naturel
que de voir une pierre tomber d'en-haut ;
il est vray que pour en faire la démon-
stration avec une rigueur exacte et com-
plette, il y faudrait ajoûter encore quelque
autre circonstance ; ce que j'ay fait au
long en quelqu'autre discours, où j'ay
traitté cette matiere exprés. Mais ce que j'en
viens de dire, suffit en cette occasion, pour
donner quelque teinture du moyen par
lequel cette Attraction si celebre se fait.

L'Autre Attraction qui se fait par le feu, lequel attire l'air ambient, avec les corpuscules qui sont dans l'air, va de cette sorte. Le feu agissant selon sa nature (qui est de pousser une continuelle riviere ou exhalaison de ses parties, du centre à la circonference, et hors de sa source) emporte quant et soy l'air qui luy est adjoint et attaché aux costez ; comme l'eau d'une riviere entraine avec soy de la terre du canal ou lit par lequel elle coule. Car l'air estant humide, et le feu sec, ils ne peuvent moins faire que de s'attacher et se coller l'un à l'autre. Or il faut qu'un nouvel air vienne des lieux circonvoisins, pour remplir la place de celuy qui est emporté par le feu ; car autrement il y auroit du vuide en cet entre-deux ; ce que la nature abhorre. Ce nouvel air ne demeure gueres en la place qu'il vient remplir; car le feu qui est en un continuel courant et émanation de ses parties, l'emporte aussi-

tost avec luy, et attire ce nouvel air : et
ainsi il se forme un constant et continuel courant d'air, tant que l'action de
feu continuë. Nous voyons journelle-
ment l'experience de tout cecy. Car si
on fait bon feu dans une chambre, il attire l'air par la porte et par les fenestres :
lesquelles si l'on ferme, mais que neantmoins il y ait quelque fente ou crevasse
par où l'air puisse entrer, en s'appro-
chant d'icelle, on entendra un bruit et
sifflement que l'air fait en se pressant
pour y rentrer (qui est la mesme cause
qui produit le son des orgues et des fla-
geolets) et qui se tiendroit entre ces
fentes et le feu, il sentiroit une impetuosité de ce vent artificiel qui le morfon-
droit et geleroit du costé où il frappe,
pendant qu'il se brûleroi de l'autre
costé qui est devers le feu ; et une chandelle de cire tenuë en ce courant de
vent, se fonderoit et se gâteroit par sa
flâme soufflée contre la cire, en un quart

d'heure, laquelle chandelle estant en lieu calme où sa flâme puisse monter tout droit, dureroit quatre heures à brûler.

Mais s'il n'y a point de passage par o ù l'air puisse entrer dans la chambre, alors une partie de la vapeur du bois qui se devroit convertir en flâme et monter par la cheminée, descend contre sa nature (pour suppléer au défaut de l'air) dans cette chambre, et la remplit de fumée ; et à la fin le feu s'étouffe et s'éteint à faute d'air. De là vient que les Chimistes ont raison de dire que l'air est la vie du feu, aussi bien que des animaux. Mais si l'on met un bassin ou sceau d'eau devant le feu sur le foyer, il n'y aura point de fumée dans la chambre, encore qu'elle soit si bien fermée, qu'il n'y puisse point entrer d'air. Car le feu attire des parties de cette eau (estant une substance liquide et aisée à émouvoir et remuër de sa place) lesquelles se rarefient en air et font par ce moyen la fonction de l'air. Tout cecy se voit plus évidemment, si la chambre est petite : car alors l'air qui y est compris, est plûtost enlevé et emporté. Et c'est à cause de cette attraction que l'on fait de grands feux aux chambres où il y a eu des meubles ou des gens pestiferez, pour les desinfecter, car cette inondation d'air qui y est attiré par le feu, balaye les murailles, le plancher, et tous les endroits de la chambre, et détache les corpuscules pourris, actes, corrosifs et veneneux qui sont les infections qui s'y tenoient attachées, et les attire dans le feu, où ils sont en partie brûlez, et en partie emportez par la cheminée, avec les atomes du mesme feu, et de la fumée qui en sort. C'est par ce moyen que le grand Hypocrate (qui penetroit si avant dans la Nature) desinfecta et guerit de la peste une province ou région entiere, y faisant faire par tout de grands feux.

Or cette maniere d'Attraction se fait
non seulement par le feu simple, mais
aussi par ce qui en participe ; c'est à
dire par les substances chaudes. Et ce
qui est la raison et la cause de l'une,
l'est aussi pareillement de l'autre. Car les
esprits ou parties ignées s'évaporans
de telle substance ou corps chaud,
emportent quant et eux l'air adjacent,
qui doit necessairement estre nourry
par un autre air, ou par quelque matiere qui tienne lieu de l'air comme
nous avons dit du bassin ou sceau d'eau
mis devant le feu pour empécher la fumée. C'est sur ce fondement que les Medecins ordonnent l'application chaude
des pigeons, ou jeunes chiens, ou autres
animaux chauds aux plantes des pieds,
ou pouls des mains, ou à l'estomach ou
nombril de leurs malades, pour tirer
hors de leurs corps des vents ou mauvaises vapeurs qui les infectent. Et en
temps de peste et d'infection universelle

de l'air, on tuë les pigeons, les chats,
les chiens, et semblables animaux
chauds, qui font continuellement une
grande transpiration et évaporation d'esprits, parce que l'air, par l'attraction
qui se fait, prenant la place des esprits
qui sont sortis en cette evaporation, les
atomes pestiferez et infects qui sont
épars dans l'air, et qui viennent avec
luy, s'attachent à leurs plumes, leur
poil, ou leurs fourures. Et pour cette
mesme raison, nous voyons que le pain
venant tout chaud du four, attire à soyt
la mousse de la futaille (qui gaste le vin)
si on le met ainsi chaud sur le bondon ;
et que les oignons et semblables corps
fort chauds qui exhalent continuellement leurs parties ignées (ce qui se con-
noist par la force de leur odeur) deviennent entachez de l'infection de l'air
si on les y expose : qui est un des signes
pour reconnoistre si toute la masse de
l'air est universellement infectée. Et

l'on peut reduire à ce chef, la grande
attraction de l'air qui se fait par les
corps calcinez, et particulierement par
le tartre rendu tout igné par l'extrême
action du feu sur luy, qui s'y amasse et
se corporifie parmy son sel. Car j'ai remarqué qu'il attire à soy neuf fois plus
pesant d'air, que ce qu'il pese luy-
mesme. Car si vous exposez à l'air une
livre de sel de tartre bien calciné et brûlé,
il vous rendra dix livres de bonne huile
de tartre, attirant et corporisant ainsi
l'air qui l'entoure, et ce qui est meslé
parmy l'air : comme il arriva à l'huile
de tartre de Monsieur Ferrier, dont
j'ay parlé cy-devant. Mais il me semble
que tout cecy est peu, au prix de l'attraction de l'air qui se faisoit par le
corps d'une certaine Religieuse à Rome,
dont Petrus Servius, Medecin du Pape
Urbain huitiéme, fait mention dans un
livre qu'il a publié touchant les accidens
merveilleux qu'il a remarqués en son

temps. A moins d'un tel garand, je n'o-
serois pas produire cette histoire ; encore que la Religieuse me l'ait confirmée
elle-mesme, et que bon nombre de
Docteurs de la Faculté de Médecine de
Rome me l'ayent aussi asseurée. C'estoit
une Religieuse qui par excès de jeusnes,
de veilles et d'Oraisons mentales, s'estoit tellement échauffé le corps, qu'il
sembloit qu'elle fût toute en feu, et que
ses os estoient tous dessechez et calcinez. Cette chaleur donc, ce feu interne,
attirant l'air puissamment; cet air se
corporifioit tout dans son corps, comme
il fait dans le sel de tartre : et les passages y estant tous ouverts, il aboutis-
soit de tous costez là où est l'égoust des
serositez du corps, qui est la vessie, et
de là elle le rendoit en eau par les urines,
et ce en une quantité incroyable : car
elle rendit durant quelques semaines,
plus de deux cens livres d'eau toutes les
24 heures. Avec cet illustre exemple je

mettray fin aux experiences que j'ay
avancées pour prouver et expliquer l'attraction qui se fait de l'air par les corps
chauds et ignez qui sont de la nature
du feu.

Mon sixiéme Principe sera, que quand
le feu ou quelque corps chaud attire
l'air, et ce qui est dans l'air ; s'il arrive
qu'il se trouve dans cet air des atomes
dispersez qui soient de semblable nature au corps qui les attire, l'attraction
de tels atomes se fait bien plus puissamment que s'il n'y avoit que des corps de
differente nature : et ces atomes s'arrestent, s'attachent et se meslent volontiers
avec ce corps : la raison de cecy est la
ressemblance et convenance qu'ils ont
de l'un avec l'autre. Si je n'expliquois
pas en quoy consiste, et ce que veut dire
cette ressemblance et convenance ; je
m'exposerois à pareille censure et blasme
que celle dont j'ay taxé au commencement de mon discours ceux qui parlent

vulgairement et à la legere de la Poudre
de Sympathie, et de semblables merveilles de la nature. Mais quand j'auray
éclaircy ce que je veux dire par telle convenance et ressemblance, j'espere que
vous serez entierement satisfaits. Je
pourrois vous faire voir qu'il se trouve
plusieurs sortes de ressemblances,
qui causent union parmy les corps :
mais je me contenteray de parler icy
seulement de trois des plus notables. La
premiere ressemblance sera touchant le
poids, par laquelle les corps de mesme
degré de pesanteur s'assemblent ensemble. La raison de cela est évidente ;
car si un corps estoit plus leger, il oc-
cuperoit une situation plus haute que
l'autre moins leger ; comme au contraire
si un corps estoit plus pesant, il descen-
droit plus bas qu'un moins pesant. Mais
ayant mesme degré de pesanteur, il se
tiennent fort bien ensemble dans un
mesme équilibre, comme l'on peut voir

à l'œil en cette gentille experience que quelques curieux produisent, pour donner à entendre comment les quatre Elemens sont situez l'un par dessus l'autre selon leur poids ou pesanteur. Ils mettent dans une fiolle de l'esprit de vin teint de couleur rouge, pour representer le feu ; de l'esprit de terebenthine teint en bleu, pour l'air : de l'eau commune teinte en vert, pour représenter l'élément de l'eau : et de l'émail en poudre, ou de la limaille de quelque metail solide, pour tenir lieu de la terre. Vous les voyez l'un sur l'autre, sans aucun melange. Et si vous les brouillez soudainement ensemble par quelque violente agitation, voilà un vray Chaos, une confusion telle qu'il semble qu'il n'y ait aucuns des atomes de ces corps qui ne soient pesle-mesle sans aucun rang. Mais cessez cette agitation, et vous voyez incontinent après chacune de ces quatre substances aller en son lieu naturel, rappel-

lant et unissant tous leurs atomes en
une masse d'un ordre fort distinct, de
sorte que l'on n'y voit plus le moindre
meslange possible.

La seconde ressemblance des corps
qui s'entre attirent et s'unissent, est de
ceux qui sont de semblables degrez de
rareté et densité. La nature et l'effet de
la quantité, est de reduire à l'unité
toutes les choses esquelles elle se trouve,
si ce n'est que quelqu'autre puissance
plus forte (comme de differentes for-
mes substantielles qui la multiplient),
ne l'empeschent. Et la raison de cela
est évidente : car l'essence de la quantité est la divisibilité ou une capacité à
estre divisée qui vaut autant comme qui
diroit estre faite plusieurs ; d'où il s'en
suit que d'elle-mesme elle n'est pas
plusieurs : elle est donc d'elle-mesme et
de sa nature, une extension continuë.
Puis donc que la nature de la quantité
en general tend à unité et continuité ;

il faut que les premieres differences de
la quantité, qui sont la rareté et la den ·
sité, produisent un semblable effet d'u-
nité et de continuité ès corps qui con-
viennent en mesme degré d'icelles. Pour
preuve de quoy, nous voyons que l'eau
s'unit et s'incorpore aisément et fortement à l'eau, l'huile à l'huile, l'esprit-
de-vin à l'esprit-de-vin, le vif-argent au
vif-argent ; mais difficilement l'huile et
l'eau se peuvent-elles unir ; ny aussi le
mercure à l'esprit-de-vin, et autre corps
de dissemblable densité et tenuité. La
troisiéme ressemblance des corps qui
les unit et les fait se tenir fortement ensemble, est celle de la figure. Je ne veux
pas icy me servir de l'ingenieuse pensée de ce grand personnage, qui veut
que la continuité des corps resulte de
quelques petits accrochemens qui les
tiennent ensemble, et qui sont differens
aux corps de differente nature. Mais
pour ne m'étendre pas trop diffusément

en chaque particularité (j'apprehende
que je ne l'aye déja trop fait) je diray
seulement en gros comme chose évidente, que chaque sorte de corps affecte
une figure particuliere. Nous le voyons
clairement parmy les differentes sortes
de sel. Pilez-les separement, dissolvez,
coagulez et changez-les tant qu'il vous
plaira, ils reviennent toujours aprés
chaque dissolution et coagulation à
leur figure naturelle, et chaque atome
du mesme sel, affecte toûjours la mesme
figure. Le sel commun se forme toujours en cubes à faces quarrées. Le sel
nitre en colonnes à six faces. Le sel
ammoniac en hexagone à six pointes, de
mesme que la neige est sexangulaire.
Le sel d'urine en pentagone : à quoy
Monsieur Davisson attribuë la figure
pentagonaire de chacune des pierres qui
se trouverent en la Vessie de Monsieur
Pelletier, au nombre de plus de quatre-
vingt. Car la mesme cause efficiente im-

médiate, qui est la Vessie, avait im-
primé son action et dans ces pierres et
dans le sel de l'urine. Et ainsi de
plusieurs autres sels. Les Distil-
lateurs ont remarqué que s'ils rever-
sent sur la teste morte de quelque distil-
lation, l'eau qui en a esté distillée, elle
s'y imbibe, et s'y reünit incontinent : au
lieu que si vous y versez quelque autre
eau, elle surnage, et a grande peine de
s'y incorporer. La raison est que cette
eau distillée, qui semble un corps ho-
mogene, est pourtant composé de corpuscules de differentes natures, et par
consequent de differentes figures (comme
les Chymistes le montrent à l'œil) et ces
atomes estant chassez par l'action du feu
hors de leurs chambres, et comme des lits
qui leur estoient appropriez avecune tres
exacte justesse, quand ils reviennent à
leurs anciennes habitations, c'est à dire
à ces portes qu'ils ont laissé vuides dans
les testes mortes, ils s'y accommodent,

en se joignant amiablement, et se com-
mensurent ensemble. Et le mesme arrive quand il pleut après une grande se -
cheresse ; car la terre boit incontinent
cette eau qui en avoit esté attirée par le
Soleil : au lieu que toute autre liqueur
estrangere n'y entreroit qu'avec difficulté. Or qu'il y ait des pores de differentes figures dans des corps qui sem-
blent estre homogenes, Monsieur Gas-
sendi l'affirme, et tasche de le prouver
par la dissolution des sels de differentes
figures dans l'eau commune. Quand (dit-
il, ou à cet effet) vous y aurez dissout
du sel commun autant qu'elle en peut
prendre, supposons par exemple une
livre ; si vous y en mettez encore un
scrupule seulement, elle le laissera entier au fond, comme si c'estoit du sable
ou du plastre ; neantmoins elle dissoudra
encore une bonne quantité de sel nitre.
Et quand elle ne touchera plus à ce sel,
elle dissoudra autant de sel ammoniac ;

et ainsi d'autres sels de differentes figures. Quoy que c'en soit de la verité de
ce particulier (que j'ay examiné en quelqu'autre endroit) nous voyons que par
l'œconomie de la nature, les corps qui
possedent semblables figures, se meslent plus facilement, et s'unissent plus
fortement. Qui est la raison pourquoy
ceux qui font de la colleforte pour re-
coller les vases rompus de porcelaine, ou
de cristal, ou semblables matieres, meslent toujours parmy leur colle de la
poudre de semblable corps qu'est celuy
qu'ils veulent raccommoder. Et les
Orfevres mesmes quand ils veulent sou-
der ensemble des pièces d'or ou d'argent, meslent toûjours semblables mé-
taux dans leurs soudures.

Ayant ainsi parcouru les raisons et
causes pourquoy les corps de semblable
nature s'attirent plus puissamment que
les autres, et pourquoy ils s'unissent
plus promptement et plus fortement en-

semble ; voyons selon nostre Methode,
comment l'experience confirme mon
raisonnement : car aux choses physiques, il se faut rapporter en dernier
ressort à l'experience ; et tout discours
qui n'est pas soutenu par là, doit estre
repudié, ou au moins soupçonné pour
illegitime. C'est une pratique ordinaire,
que quand un homme s'est brûlé, par
exemple la main, il la tient quelque espace de temps au feu ; et par ce moyen,
les corps ou atomes ignez du feu de la
main se mélans, et s'attirans les uns les
autres, et les plus forts (qui sont ceux
du feu) l'emportant par dessus les autres,
la main se trouve beaucoup soulagée de
l'inflammation qu'elle souffroit. C'est
un remede ordinaire (quoy que fascheux
mais pour un mal plus fascheux) que
ceux qui ont l'haleine mauvaise tiennent
la bouche ouverte à l'embouchure d'un
privé, le plus qu'ils peuvent, et par la
reïteration de ce remede, ils se trouvent

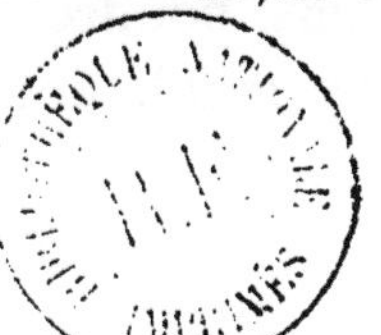

enfin gueris, la grande puanteur du
privé attirant à soy et emportant la
moindre, qui est celle de la bouche.
Ceux qui ont esté mordus ou piquez d'un
vipere ou d'un scorpion, tiennent sur la
piqueure un scorpion, ou une teste de
vipere ecrasée, et par ce moyen le poison
qui par une espece de filtration s'avançoit pour gagner le cœur, retourne en
arriere sur ses pas, et revient à sa principale source, où il y en a plus grande
quantité, et laisse la partie blessée entierement delivrée de ce venin. En temps
de peste l'on porte autour de soy de la
poudre des crapaux, ou mesme un crapaut ou araignée vive (enfermée en quelque vaisseau commode) ou de l'arsenic,
ou quelque autre semblable substance
venimeuse ; laquelle attire à soy l'infection de l'air, qui autrement pourroit in-
fecter la personne qui la porte. Et
cette mesme poudre de crapaux attire
aussi à soy tout le poison d'un charbon

pestilentiel. Le farcin est une humeur venimeuse et contagieuse dans le corps d'un cheval ; pendez-lui un crapaut autour du col dans un sachet, et il sera guery infailliblement ; le crapaut qui est le plus grand venin attirant à soy le venin qui est dans le cheval.

Faites evaporer de l'eau dans une estuve ou autre chambre bien fermée ; s'il n'y a rien qui attire cette vapeur, elle s'attachera partout aux murailles de l'estuve, et à mesure qu'elle se refroidit, se recondense là en eau : mais si vous mettez un bassin ou sceau plein d'eau en quelque endroit de l'estuve, il attirera à soy toute la vapeur qui remplissoit la chambre, en sorte qu'aprés cela, on n'y trouvera rien de moüillé. Si vous distillez du mercure (qui se resolvant en fumée, passe dans le recipient) mettez-en un peu dans la rigolle de la chappe, et tout le Mercure de l'alambic s'amassera là, et rien ne passera dans le recipient. Si vous

distillez l'esprit de sel ou de vitriol, ou
le baume de souffre, et laissez le passage
libre entre l'esprit et la teste morte, d'où
il est sorty, les esprits retourneront à la
teste morte, qui estant fixe et ne pouvant monter, les attire à soy. En nostre
païs (et je crois que c'est le mesme icy)
l'on fait provision pour toute l'année
de pastez de Cerfs et de Dains, en la saison que leur chair est meilleure et plus
savoureuse, qui est durant le mois de
Juillet, et Aoust ; l'on les cuit dans des
pots de terre, ou crouste dure de seigle,
apres les avoir bien assaisonnez d'epices
et de sel ; et estans froids, on les couvre
six doigts de hauts de beurre frais fondu,
pour empêcher que l'air ne les entame.
On remarque pourtant, toutes les diligences qu'on peut faire, que quand les
bestes vivantes qui sont de mesme nature et espece sont en Rut, la chair qui
est dans ces pots s'en ressent puissamment, est grandemment alterée, et a le

goust fort, à cause de ces esprits bou-
quains qui sortent en cette saison des
bestes vivantes, et sont attirez par la
chair morte de leur mesme nature. Et
alors on a la peine d'empescher que cette
chair ne se gâte. Mais cette saison estant passée, il n'y a plus de danger pour
tout le reste de l'année. Les marchands
de vin remarquent en ce païs-cy et
par tout où il y a du vin, qu'en
la saison que les vignes sont en
fleur, le vin qui est dans la cave fait
une fermentation, et pousse une petite
lie blanche (qu'il me semble qu'on appelle la mere) à la superficie du vin ;
lequel est en desordre jusques à ce que
les fleurs des vignes soient tombées ; et
alors cette agitation ou fermentation s'estant appaisée, tout le vin revient en l'estat où il estoit auparavant. Et ce n'est
pas d'aujourd'huy seulement qu'on a
fait cette remarque : car (pour ne rien
dire de plusieurs autres qui en parlent)

Saint-Éphrem le Syrien, dans son dernier Testament (il y a prés de treize cens
ans) rapporte cette mesme circonstance
du vin, qui souffre une agitation et fermentation dans le tonneau à mesme
temps que les vignes exhalent leurs esprits à la campagne : et se sert ainsi d'un
pareil exemple des oignons secs qui ger-
ment dans le grenier, quand ceux qui
sont semez dans le jardin commencent
à sortir de la terre et embaûmer l'air de
leurs esprits. Voulant indiquer par tels
exemples connus de la nature, la communication qui est entre les personnes vivantes et les âmes des morts. C'est que
ces esprits vineux qui émanent des fleurs
remplissent l'air de tous costez (comme
les esprits du Rosmarin d'Espagne dont
nous, parlions tantost) ils sont attirez
dans les tonneaux par le vin qui leur
tient lieu de source, et qui a abondance
de semblables esprits. Et ces nouveaux
esprits volatiles survenans, excitent les

esprits les plus fixes du vin, et y causent
une fermentation, comme si on y versoit
du vin doux ou du vin nouveau. Car en
toute fermentation il se fait une separa-
tion des parties terrestres, et des parties
huilleuses, qui se rejettent hors des parties essentielles ; et ainsi les plus legeres
montent à la superficie, et les plus pesantes deviennent en lie tartareuse qui
tombe au fonds. Mais si en cette saison
l'on n'a pas assez de soin de garder le
vin dans un lieu propre et bien temperé,
et de tenir les vaisseaux pleins et bien
bouchez, et faire les autres diligences
qui sont ordinaires aux Tonneliers ; l'on
court risque de voir le vin s'empirer
beaucoup : parce que ces esprits volatiles venant à s'évaporer, ils emportent
avec eux les esprits du vin qu'ils ont excitez et avec lesquels ils se sont
meslez. Tout de mesme que l'huile
de tartre de Monsieur Ferrier, attirant
les esprits volatiles des roses répandus

dans l'air en leur saison, souffroit une nouvelle fermentation et faisoit tous les ans une nouvelle attraction de semblables esprits, à cause de l'affinité que cette huile avoit contractée avec ces esprits en sa premiere naissance; et puis apres en estoit privé, comme la saison se passoit. Et c'est pour cette mesme raison qu'une nappe ou serviette, tachée d'une meure ou de vin rouge, est aisement nettoyée en la lavant à la saison que ces plantes fleurissent; au lieu qu'à tout autre temps ces taches ne cedent point à la lessive, mais ce n'est pas seulement en France et aux lieux où les vignes sont proches du vin que cette fermentation se fait. En Angleterre, où nous n'avons pas assez de vignes pour en faire du vin, la mesme chose s'observe, et encore quelque particularité davantage. Quoy qu'on ne fasse pas de vin en notre païs, nous en avons pourtant en tres grande abondance qui s'y

apporte de dehors. Il en vient principalement de trois endroits, des Canaries
d'Espagne et de Gascogne. Or ces re-
gions estans en differens climats et degrez de latitude et par consequent l'une
plus chaude que l'autre, et où les mesmes arbres · et plantes fleurissent plutost les unes que les autres, il arrive que
cette fermentation de nos differens vins
s'avance plus ou moins, selon que les
vignes dont ils proviennent fleurissent
piûtost ou plus tard en leur païs, estant
conforme à la raison que chaque vin attire plus volontiers les esprits des vignes
dont il provient que des autres. Je ne
sçaurois m'empescher en cette occasion
de faire une petite digression pour dé-
velopper un autre effet de la nature que
nous voyons assez souvent, et qui n'est
pas moins curieux que le principal que
nous traitons. Il semblera peut-estre
avoir ses causes et ses ressorts encore
plus obscurs ; neantmoins ils dépendent

en plusieurs circonstances des mesmes principes, quoy qu'en d'autres aussi ils soient differens. C'est touchant les marques qui arrivent aux enfans, quand leurs meres durant leurs grossesses ont envie de manger de quelque chose. Pour y proceder dans mon ordre accoustumé, j'en proposeray premierement quelque exemple. Une Dame de haute condition que plusieurs de cette Assemblée connoissent (au moins par reputation) a sur son col la figure d'une meure, aussi exacte comme un Peintre ou un Sculpteur la pourroit représenter : car elle n'en a pas seulement la couleur, mais aussi la grosseur, avançant par-dessus la chair, comme si elle estoit en demy relief. La mere de cette Dame estant grosse d'elle, elle eut envie de manger des meures ; et son imagination en estant remplie, la premiere fois qu'elle en vit, il luy en tomba une par accident sur le col ; on essuya

aussi-tost et avec soin le sang de cette
meure, et elle n'en sentit autre chose
pour lors ; mais l'enfant estant nay, on ap-
perceut la figure d'une meure sur son
col, au mesme endroit où le fruit estoit
tombé sur celuy de la mere ; et tous les
ans à la saison des meures, cette impression, ou pour dire mieux, cette excres-
sance s'enfle, grossit, demange, et devient enflâmée. Une autre fille qui avoit
une semblable marque, mais d'une fraize,
en estoit encore plus incommodée : car
en la saison des fraizes, non seulement
elle demangeoit et s'enflâmoit, mais elle
se crevoit comme un abscez, et il en
decouloit une humeur acre et corrosive :
jusques à ce qu'un habile chirurgien lui
osta tout, jusques aux racines, par le
moyen d'un cautere, et depuis cela, elle
n'a jamais senty aucun changement en
cet endroit, qui l'incommodoit tant auparavant, n'y estant resté qu'une simple
cicatrice.

Or donc, tâchons de penetrer si nous pouvons, les causes et raisons de ces merveilleux effets. Pour commencer, je dis que dans les actions de tous nos sens, il y a une participation materielle et corporelle, c'est-à-dire que quelques atomes du corps qui agissent sur les sens, entrent dans leurs organes qui leur servent de tuyaux pour les conduire et les porter au cerveau et à l'imagination. Cecy est évident aux odeurs et aux saveurs. Et pour ce qui est de l'oüye ; l'air exterieur agité, cause un mouvement dans la membrane ou tympane de l'oreille, qui donne un semblable branle au marteau qui y est attaché ; lequel battant sur son enclume, cause un réciproque mouvement de l'air enfermé au dedans de l'oreille : et ce mouvement de l'air est ce que nous appellerons le son. Pour la veuë, il est évident que la lumiere refléchie du corps qui se voit, entre dans les yeux, et ne peut qu'elle n'amène avec soy quelques émanations du corps mesme qui la reflechit ; selon ce que nous avons estably dans le second principe. Il reste seulement de montrer que le semblable se fait dans le plus grossier de nos sens qui est l'attouchement. Car s'il est vray, comme nous l'avons montré, que tout corps envoye une continuelle émanation d'atomes hors de soy, il n'y reste plus de difficulté. Mais pour rendre cette verité encore plus manifeste, et oster toute la possibilité d'en douter, je la veux montrer évidemment à l'œil, et chacun en peut faire l'experience en un quart d'heure s'il a cette curiosité, et encore en moins de temps. Je croy que vous savez la grande affinité qui est entre l'or et le vif argent ; si l'or le touche, le mercure s'attache à luy, et le blanchit en sorte qu'il ne semble plus estre or, mais argent seulement. Si vous jettez cet or blanchy dans le feu, sa chaleur chasse le mercure, et l'or re-

tourne à sa premiere couleur ; mais si
vous repetez ce procedé plusieurs fois,
l'or se calcine, et alors vous le pouvez
broyer et reduire en poudre. Et il n'y a
aucun dissolvant au monde qui puisse
bien calciner et brûler le corps solide de
l'or, que le mercure, je parle de celuy
qui est déjà formé par la nature, sans
m'engager à parler de celuy dont est fait
mention dans les secrets des Philosophes. Prenez donc du mercure en quelque écuelle de pourcelaine ou autre vase
propre, et maniez-le avec les doigts
d'une main, et si vous avez une bague
d'or à l'autre main, elle deviendra blanche et chargée de mercure, sans que
vous l'en approchiez en aucune façon.
De plus, si vous mettez une lame d'or
ou un écu d'or en vostre bouche, et que
vous mettiez seulement le doigt d'un de
vos pieds dans du mercure, et l'y teniez
un peu, l'or qui est en vostre bouche
sera tout blanc et couvert de mercure :

et si vous mettez cet or au feu pour en
faire évaporer tout le mercure, et que
vous réïteriez cette procedure assez
de fois, vôtre or sera calciné, comme
si vous aviez joint corporellement
le mercure par amalgame. Et tout cela
se fera encore plus viste et plus efficacement, si au lieu de mercure commun,
vous vous servez de mercure d'antimoine, qui est bien plus chaud et bien
plus penetrant : et mesme en le chas-
sant par le feu, il emportera avec luy une
bonne quantité de la substance de l'or :
de sorte que repetant souvent cette ope-
ration, il ne vous restera plus d'or pour
continuer ces épreuves. Si donc le mercure froid penetre ainsi par tout le corps,
on ne doit pas trouver étrange que les
subtils atomes d'un fruit composé de
beaucoup de parties ignées, y aillent
plus aisement et plus viste. Je vous feray encore voir dans la suite comment
semblables esprits et émanations, pene-

trent aussi soudainement dans l'acier,
quoy que si dur et si froid ; et qu'ils font
là leur residence durant plusieurs mois
et plusieurs années. Dans un corps vivant, comme est celuy de l'homme, les
esprits internes aydent et contribuent
beaucoup de facilité aux esprits de
dehors, tels que sont ceux du fruit, pour
faire aisement leur voyage jusques au
cerveau. Le grand Architecte de la nature, en fabriquant le corps humain,
chef-d'œuvre de la nature corporelle, y
a mis des esprits internes, comme des
sentinelles, pour rapporter leurs découvertes à leur General, c'est à dire à
l'imagination, qui est comme la maîtresse de toute cette famille, afin que
l'homme puisse sçavoir et reconnoistre
ce qui se fait hors de son Royaume,
dans le grand monde; et qu'il puisse
éviter ce qui luy pourroit nuire, et rechercher ce qui luy est utile. Car ces
sentinelles ou esprits internes, et tous

les habitans des organes sensitifs, n'en
sçauroient juger seuls. De sorte que si la
pensée ou l'imagination est fortement
distraite à quelqu'autre objet, ces esprits internes ne sçavent pas seulement
si l'homme a beu le vin qu'il vient d'a-
valler ; s'il a veu quelque personne, qui
vient de le saluer, pendant qu'il la re-
gardoit fixement ; s'il a oüy l'air qu'on
venoit de chanter ou joüer sur les
violons auprès de luy. Car les esprits
internes portent toutes leurs acqui-
sitions à l'imagination ; et si elle
n'est pas plus fortement occupée sur
quelque autre objet, elle en forme des
idées ou des images, d'autant que les
atomes de dehors rapportez par ces esprits internes à nostre imagination bâ-
tissent là un édifice pareil, ou plûtost
un modele en petit, tout à fait ressem-
blant aux grands corps d'où ils sortent.
Et si nostre imagination n'a plus affaire
de ces atomes significatifs pour le pre-

sent, elle les range en quelque lieu propre dans son magazin, qui est la memoire, d'où elle les peut rappeller et
reprendre quand il luy plaist. Et si
c'est quelque objet qui cause à l'imagination quelque emotion, et qui la touche de plus près que le commun des
objets qui y entrent, elle renvoye ses
satellites, les esprits internes, aux con-
fins pour luy en rapporter des nouvelles
plus particulieres : et de là vient que
quand un homme est surpris par la veuë
inopinée de quelque personne, ou d'un
objet qui a déjà une place éminente
dans son imagination, soit de desir, soit
d'aversion, alors cet homme change
aussitost de couleur, et devient rouge,
puis pasle, puis rouge encore, par diverses fois, selon que ces ministres qui
sont ces esprits internes, vont viste ou
lentement vers l'objet, puis s'en retour-
nent avec leurs rapports vers l'imagination qui est leur maîtresse. Mais outre

ces passages dont nous parlons, qui vont
du cerveau aux parties externes du corps
par le moyen des nerfs, il y a encore un
grand passage du cerveau au cœur, par
lequel les esprits vitaux montent du
cœur au cerveau pour estre faits animaux; et par celuy cy, l'imagination
envoye au cœur une partie de ces atomes qu'elle a receu de quelque objet externe; et ils font là une ébullition parmy les esprits vitaux; lesquels selon la
nature des atomes survenans, ou font
un épanoüissement et dilatation au cœur
ou bien ils le resserrent et attristent; et
ces deux actions differentes et contraires
sont les premiers effets generaux, desquels proviennent puis après les passions particulieres; qui ne requierent
pas que je les poursuive plus loin en
cet endroit, l'ayant fait fort particulierement autre part, où j'ay traitté cette
matiere à dessein. Outre ces passages,
qui sont communs à tous les hommes et

les femmes, il y en a un autre tout particulier aux femmes, qui est, de leur
cerveau à la matrice : par lequel il arrive parfois qu'il monte au cerveau des
vapeurs si violentes et en si grand nom·
bre, qu'elles empeschent les actions du
cerveau et de l'imagination, et causent
des convulsions et des folies, et autres
merveilleux accidens ; et par le mesme canal, les esprits ou atomes passent avec grande liberté et vitesse à
la matrice, quand il en est besoin.

Maintenant, considerons comme l'i-
magination forte d'une personne, agit
merveilleusement sur celle d'un autre
qui l'a plus foible et passive. Nous
voyons à toute heure que si une personne baille, tous ceux qui la voyent
bailler, sont excitez à faire de mesme. Si
l'on se rencontre parmy des personnes
qui rient avec excez, on a de la peine à
s'empescher de rire, quoy qu'on ne sçache
pas le sujet pourquoy les autres rient. Si

l'on entre dans une maison où tout le monde est triste, on devient mélancolique ; car comme disoit celui-là, *Si vis me flere, dolendum est primum ipsi tibi.* Les femmes et enfans estans fort humides et passives, sont les plus susceptibles de cette contagion desagreable de l'imagination.

J'ay connu une femme qui estant fort melancolique et sujette aux maux de mere, se croyoit possedée, et faisoit d'étranges actions, qui parmy les moins avisez passoient pour effets surnaturels et d'une possedée. C'estoit une personne de condition ; et tout cela luy fut causé par un grand ressentiment qu'elle eut de la mort de son mary. Elle avoit auprès d'elle quatre ou cinq jeunes Damoiselles, dont quelques-unes estoient ses parentes, d'autres la servoient en sa chambre. Toutes celles-cy devinrent possedées comme elle, et faisoient d'aussi prodigieuses actions. On separa ces jeunes filles de sa veuë et de sa communication, et comme elles n'avaient pas encore contracté de si profondes racines du mal, elles furent toutes gueries par l'absence seule de ce qui les infectoit : et cette Dame mesme fut aussi guerie par le Médecin, qui luy purgea ses humeurs atrabilaires, et remit sa matrice en bon estat. Il n'y avoit point là de fourberie ny de dissimulation. Je pourrois faire un long et notable narré de semblables choses arrivées aux Religieuses de Loudun : mais l'ayant autrefois fait en un discours particulier à mon retour de leur pays, où je discertay le tout fort exactement, je n'en diray point davantage pour cette fois, et je n'ajoûteray à cette matiere autre chose, sinon de vous souvenir que lorsqu'il y a deux luts, ou deux harpes proches l'une de l'autre, accordées à mesme ton, vous touchez une corde en une des harpes, une autre qui luy est consonante en l'autre harpe, se remuera en mesme temps, quoy que personne ne la touche. De quoy Galilée a fort ingenieusement rendu la raison.

Pour donc appliquer à nostre matiere tout ce que j'ay rapporté sur ce sujet : Je dis que puisqu'il est impossible que deux personnes separées soient si proches l'une de l'autre comme est l'enfant de sa mère, lorsqu'il est encore dans son ventre : on peut conclure de là que tous les effets d'une imagination forte et vehemente, agissants sur une autre foible, passive et tendre, doivent estre plus efficaces en la mere agissante sur son enfant, que quand les imaginations d'autres personnes agissent sur celles qui ne leur sont de rien.

Et comme il est impossible qu'aucun Maistre de Musique, pour expert et exact qu'il soit puisse jamais accorder en consonance deux harpes l'une avec l'autre, si parfaitement que fait le grand Maistre de l'Univers les deux corps de la mere et de l'enfant ; aussi suit-il par consequent, que la concussion qui se fait de la principale corde de la mere, qui est son imagination, doit produire un plus grand branlement dans la consonante de l'enfant (sçavoir aussi son imagination) que ne fait la corde touchée d'un luth sur la corde qui luy est consonante dans l'autre. Et quand la mere envoye des esprits à quelque partie de son corps, il faut que d'autres de semblable nature aillent à semblable partie du corps de son enfant. Or donc rappelons en nostre memoire comment l'imagination de la mere est remplie de ces atomes corporels qui viennent de la meure ou de la fraise qui lui estoit tombée sur le col ou sur le sein ; et son imagination estant alors en grande émotion par cet accident, il arrive qu'elle doit envoyer une bonne partie de ces atomes au cerveau de l'enfant, et aussi à pareille partie de son corps comme celle où elle a receu le premier coup,et entre laquelle et son cerveau, passent de si frequens et si vites messagers comme nous avons dépeint. L'enfant aussi de son costé (qui a ses parties accordées en consonances avec celles de sa mere) ne peut faillir d'observer le mesme mouvement d'esprits entre son imagination et son col, ou son sein, que fait sa mere entre les siens; et ses esprits estant accompagnez des atomes de la meure que sa mere luy a envoyez à son imagination,ils font une impression profonde et permanente en sa peau delicate : pour lequel effet, celle de sa mere est trop dure. Comme si l'on tire un pistolet chargé de poudre seulement, contre du marbre, la poudre ne fait autre effet que le salir un peu, mais il est incontinent nettoyé en le frottant : au contraire si l'on le décharge contre le visage d'un homme, les grains de poudre penetrent dans sa peau, et s'y attachent et y demeurent réellement imprimez

durant toute sa vie, et se font connoistre
et voir par leur propre couleur noire
bluastre qu'elles conservent toûjours.
De mesme les petits grains ou atomes
du fruit qui ont passé du col de la mere
à son imagination, et de là à pareil endroit de la peau de l'enfant, se logent là
et y demeurent continuellement, et servent de source pour attirer les atomes
de pareil fruit espars dans l'air en leur
saison (comme le vin dans le tonneau
ou en une tache sur du linge, attire à
soy les esprits volatiles des fleurs des
vignes en leur saison) et en les attirant,
la partie de la peau où ils resident, se
fermente, s'enfle, demange, s'enflame,
et mesme quelquefois se creve.

Mais pour rendre encore plus consi-
derable la merveille de ces marques d'envie (puisque nous sommes sur ce sujet)
je ne sçaurois me passer de toucher encore une autre circonstance, qui pourroit sembler d'abord porter ce miracle

de nature au delà des causes que j'en
viens de donner : mais en effet, après
l'avoir bien examinée, nous verrons
qu'elle dépend absolument des mesmes
principes. C'est que souvente fois il arrive
que l'impression de la chose desirée se.
fait sur l'enfant, sans qu'elle touche, ou
tombe sur le corps de la mere : il suffit
que quelqu'autre chose tombe ou batte
à l'impourveu sur quelque partie du corps
de la femme enceinte, pendant que telle
envie domine dans son imagination, et
la figure de la chose ainsi desirée, se
verra ensuite imprimée sur la même partie du corps de l'enfant, que celle de la
mere qui a receu le coup. La raison de
cecy est, que les atomes de la chose de
sirée enlevez par la lumiere, vont au
cerveau de la femme grosse par le canal
des yeux, aussi bien que d'autres atomes
plus materiels, provenant de l'attouchement corporel, iroient là par la conduite
des nerfs. Et de ces corpuscules, la

mere forme en son imagination un modele complet du gros et total d'où ils
émanent. Que si la femme n'est attaquée
qu'interieurement, ces atomes qui sont
en son imagination, ne font autre
voyage qu'à son cœur, et de là à l'imagination et au cœur de l'enfant, et ainsi
ne causent qu'un renforcement de la passion en tous deux, laquelle peut estre
emeuë à une impetuosité si violente,
que si la mere ne joüit de l'objet desiré,
cette passion peut causer la ruine de
tous les deux, au moins les prejudicier
notablement en leur santé, et faire une
grande alteration dans leurs corps. Cependant, si quelque coup inopiné sur-
prend la mere en quelque partie de son
corps, les esprits qui resident dans le
cerveau, sont incontinent envoyez là
par son imagination, comme il arrive,
non seulement en ces cas d'envie, mais
en tous autres semblables coups de surprise aussi bien parmy les hommes que

parmy les femmes, et ces esprits s'y
transportent avec autant plus d'impetuosité que la passion est plus violente : de
mesme qu'une personne qui aime pas-
sionnément une autre, court promptement à la porte chaque fois que quelqu'un y vient heurter, ou que *Hylax in
limine latrat*, esperant toûjours que
c'est celle qui occupe entierement ses
pensées (car, *qui amant ipsi sibi omnia
fingunt*) qui luy vient rendre visite. Et
ces esprits émeus par ce coup inopiné,
estans alors meslez avec les corpuscules
ou atomes de la chose desirée qui occu-
poit si puissamment sa fantaisie, ils les
menent quant et eux à la partie frappée
de son corps, et encore à la mesme partie du corps de l'enfant, aussi bien qu'à
son imagination. Et aprés cela tout ce
qui en arrive, est la mesme chose, aussi
bien à l'enfant qu'à la mere, comme
quand la meure ou la fraize tomba sur
le sein ou sur le col des Dames dont je
vous ay entretenu.

Permettez-moy, Messieurs, de prolonger ma digression encore d'un mot, pour
vous raconter un accident merveilleux,
connu de toute la Cour d'Angleterre,
en confirmation de l'activité et impression que fait l'imagination de la mere
sur le corps de l'enfant dont elle est
grosse. Une Dame ma parente (c'estoit
ma Niece de Fortescu, fille du Comte
Arondel) me venoit voir quelquefois
à Londres. Elle estoit fort belle et bien
faite ; et elle le sçavoit bien, y prenant
grande complaisance, et estant bien aise
non seulement de conserver son agré-
ment, mais encore d'y ajoûter ce qu'elle
pouvoit. Elle se persuadoit que les mouches qu'elle mettoit sur son visage luy
donnoient beaucoup d'ornement : c'est
pourquoy elle estoit fort soigneuse d'en
porter des plus curieuses. Mais comme
il est bien difficile de tenir une modera-
tion aux choses qui dependent plustost
de l'opinion que de la nature, elle en

portoit avec excez, et s'en chargeoit
tout le visage. Quoy que cela ne me re-
vins gueres, et que j'eusse pu prendre la
liberté de luy en dire mon sentiment, et
qu'elle l'auroit trouvé bon : neantmoins
il ne me sembla pas estre de saison de
luy dire rien qui la pust contrister ou
choquer le moins du monde, pendant
qu'avec tant de bonté et de douceur elle
me venoit rendre ses agreables visites. Je
m'avisay toutefois un jour de l'en rail-
ler de telle façon, qu'elle n'en fût point
mécontente, me souvenant que *ridentem
dicere verum quid vetat* ; Et ainsi je fis
tomber nostre discours sur sa presente
grossesse, luy recommandant d'avoir soin
de sa santé, dont elle estoit assez negli-
gente, selon la coustume des jeunes
femmes vigoureuses, qui ne sçaivent
encore ce que c'est que d'estre sujettes
aux indispositions. Elle me remercioit
de mon soin, me témoignant qu'elle
ne croyoit pas qu'elle deust rien faire

d'extraordinaire pour sa santé qui estoit si bonne, quoy qu'elle fust grosse. « Au moins, luy dis-je, vous devriez donc avoir égard à vostre enfant. — O pour cela, dit-elle, il n'y a rien que je ne fasse de ce qui pourra contribuer à son bien. — Mais cependant, luy repliquay-je, voyez combien de mouches vous portez au visage ; n'avez-vous pas peur que vostre enfant ne naisse avec de semblables marques sur le sien? — Mais quel danger y a-t-il, dit-elle, et quel rapport que mon enfant naisse avec des taches au visage, parce que je porte des mouches ? — Vous n'avez pas donc oüy dire, repartis-je, les merveilleux effets que font les imaginations des meres sur le corps de leurs enfants pendant qu'elles sont grosses; Je m'en vais vous en raconter quelques-uns. Et ainsi je luy fis recit de plusieurs histoires sur ce sujet, comme de celle de la Reine Æthiopienne qui accoucha d'un

enfant blanc, qu'on attribuoit au portrait de nostre Dame qu'elle avoit à la
ruelle de son lit, et auquel elle avoit
grande devotion : l'autre d'une femme
qui accoucha d'un enfant velu pour sem_
blable raison d'un portrait de saint
Jean-Baptiste au desert, habillé d'une
tunique de poil de chameau. Je luy ra-
contay aussi l'étrange antipathie que le
défunt Roy Jacques avoit contre une épée
nuë, dont on attribuoit la cause, à ce que
quelques Seigneurs d'Escosse entreren t
un jour par violence dans le cabinet de
la Reyne sa mere durant qu'elle estoi t
grosse de luy, et faisoit des dépesches
avec son premier Ministre qui estoit
Italien, lequel ils tuerent à coups d'épée
et le jetterent à ses pieds : et furent si
barbares, que peu s'en fallut qu'ils ne
blessassent aussi la Reyne, qui esperoit
sauver son ministre en se jettant entre-
deux : au moins la peau luy fut legere-
ment entamée en divers endroits. Buca

nan fait mention en son Histoire de
cette Tragedie.

Tant y a que le Roy Jacques son fils
eut une telle aversion durant toute sa
vie d'une épée nuë, qu'il ne la pouvoit
voir sans une extreme émotion. Et quoy
que tres courageux en toutes autres circonstances, il ne se put jamais vaincre
en ce defaut particulier. Je me souviens
que quand il me donna l'Ordre de Chevalier, et que ce vint à la ceremonie de
me toucher l'épaule avec la pointe d'une
épée, il ne se pust pas contraindre de
la regarder, mais tourna la teste d'un
autre costé, de sorte qu'au lieu de
me toucher l'épaule, il faillit à me donner de la pointe dans les yeux, n'eust
esté que Duc de Bouquingan, qui sça-
vait bien ce qui en arriveroit, la guida
avec sa main, comme elle devoit aller.
Je luy alleguay plusieurs semblables
histoires, pour luy faire comprendre
qu'une forte imagination de la mere,

pouvoit faire quelque notable impression sur le corps de son enfant à son
grand prejudice. Et apres cela, considerez,
luy dis-je, comment vous êtes toujours
attentive à vos mouches ; vous les avez
continuellement présentes à votre imagination ; vous vous es^tes regardée
plus de dix fois dans vostre petit miroir,
depuis que vous estes dans cette chambre; n'avez-vous pas sujet d'apprehender
que vostre enfant naisse avec le visage
chargé de taches semblables à vos mouches, ou plustost que tout le noir qui
est partagé en plusieurs petites portions
ne s'assemble en une, et luy vienne au
milieu du front, au lieu le plus apparent
et le plus remarquable de son visage :
Une tache aussi grande qu'un écu d'or
auroit belle grace en cet endroit : Ah,
mon Dieu ! dit-elle, plustost que cela
m'arrive, je ne porteray plus de mouche
durant ma grossesse. Et de fait, tout à
l'heure elle les osta et les jetta toutes.

Quant ses amis la voyoient apres cela
tout à fait sans mouches, ils luy deman-
doient d'où venoit qu'elle, qui estoit re-
connuë pour la plus curieuse de la Cour
en matiere de mousches, les avoit quit-
tées tout à coup, et qu'elle n'en portoit
plus ; Elle leur répondoit que son Oncle
en qui elle avoit beaucoup de créance,
luy avoit assuré que si elle en portoit
durant sa grossesse, son enfant vien-
droit au monde avec une tache noire au
milieu du front, large comme un escu
d'or. Cette apprehension luy estoit si
vivement gravée dans l'imagination,
qu'elle y resvoit continuellement. Et
ainsi cette pauvre Dame qui avoit si
peur que son enfant n'eust quelque
marque au visage ne pût neantmoins
empescher qu'il ne nâquit avec une tache
noire tout au milieu du front, de la
grandeur et de la façon qu'elle se l'estoit toûjours figurée dans son imagination. C'estoit une fille, au reste fort

belle, et il y a peu de mois que je l'ay
veuë, portant toujours cette marque de la
force de l'imagination de sa mère. Je
ne veux pas vous entretenir, Messieurs,
de la femme de vostre voisinage à Car-
cassone, qui depuis peu de mois accou·
cha d'un prodigieux monstre, ressem-
blant exactement à un singe extraordinaire qu'elle prit plaisir de voir souvent
pendant sa grossesse, car vous devez
savoir l'histoire mieux que moy : ny
aussi de celle de Saint-Maixent, qui ne
pouvant estre détournée d'aller voir
durant sa grossesse un malheureux enfant d'une pauvre passagère, qui nasquit
sans bras, accoucha au .bout de son
terme d'un semblable monstre, qui
n'eut pas seulement quelque petite ex-
cressence sortante des épaules, pour
marquer les endroits d'où les bras devoient estre descendus : et moins de celle
qui voulant voir l'execution d'un crimi-
nel qui eut le col coupé, en prit tellement

l'épouvante, et l'impression en demeura
si vivement imprimée dans son imagination, qu'à l'instant elle tomba en travail
d'enfant, et à peine la pût-on transporter
en son logis, qu'elle y accoucha quelques
semaines devant son terme, d'un enfant
qui avoit la teste separée du corps, toutes
les deux parties versant encore du sang,
outre celuy qui en estoit déja abondamment découlé et repandu dans la matrice
de la mere, comme si le coup du Bour-
reau ne venoit que tout fraischement
d'estre donné sur ce pauvre petit corps.
Ces trois exemples, et plusieurs autres
bien averez, que je vous pourrois alleguer
quoy qu'ils témoignent clairement l'ad-
mirable force de l'imagination, m'enga-
geroient trop avant si je voulois tascher
d'en éclairer les causes et d'en déveloper
les difficultez qui s'y trouveroient bien
plus grandes qu'en aucuns des precedens
exemples dont je vous ay entretenu :
dautant que ces esprits ont eu la force de

causer des changemens essentiels et si
épouvantables dans des corps entierement achevez de former en toute leur
perfection, et qu'il semble qu'on puisse
croire qu'en quelqu'un d'eux il y ait eu
transmutation d'une espece en une autre
et introduction d'une nouvelle forme
informante dans la matrice sujette, d'une
nature totalement differente de celle qui
y avoit esté la premiere : si au moins ce
que la pluspart des Autheurs nous disent
du temps de l'animation de l'enfant au
ventre de la mere, est bien determiné et
veritable. Cette disgression a esté déja
trop longue. *Est modus ir. rebus, sunt
certi denique fines, Quos ultra citraque
nequit consistere rectum.*

Pour retourner donc au grand canal et fil
de nostre discours, les experiences et exemples que je viens de rapporter en suite et
en confirmation des raisons que j'avois alle-
guées, nous montrent assez que les corps
qui tirent les atomes dispersez dedans l'air,

attirent plus puissamment ceux qui sont de leur nature, qu ils ne font les heterogenes ou estrangers, comme le fait le vin, les esprits vineux, l'huile de tartre fermentée d'un levain de roses, les esprits volatiles des roses, la chair de cerf ou de dain en pastez, les esprits de venaison de semblables bestes, et ainsi des autres que je viens de vous déduire. L'Histoire des Tarantules, au Royaume de Naples, est fameuse. Vous sçavez comment le venin de cette beste montant par la blessure de ceux qui en ont esté piquez, jusques à leur cerveau et à leur cœur, excite en leur imagination un impetueux desir d'entendre certains airs melodieux; car ils se plaisent presque tous à des airs differens. Quand donc ils ont oüy chanter un air qui leur plaist, ils dansent incessamment, et par ce moyen ils suent abondamment, tellement que cette sueur fait évaporer une bonne partie du venin, outre que le son

de la musique excite un mouvement et
cause une agitation parmy les esprits
aëriens et vaporeux qui sont dans le cerveau, et dedans et autour du cœur, et
diffus par tout le corps de ceux qui
l'entendent, proportionnément à la nature et à la cadence de telle musique :
comme quand Thimothée emportait
Alexandre le Grand avec vehemence à
telles et telles passions qu'il vouloit : tout
de même aussi que quand le son d'un Luth
fait trembler les cordes d'un autre, par les
mouvemens et tremblemens qu'il cause
dans l'air, sans autrement les toucher ou
y approcher. Nous voyons aussi, sou-
ventes fois, que des sons qui ne sont
que des mouvemens de l'air, causent
semblables mouvemens dans l'eau.

Comme quand le son aigu qui est causé
en frottant fort avec le doigt sur le bord
d'un verre plein d'eau, excite un fremis-
sement, tournoyement et rejallissement
de quelques gouttes d'eau, comme si

elle dansoit à la cadence de ce son. Et
le son harmonieux des cloches, aux païs
où l'on les fait aller en musique, et à
certains airs, fait le semblable sur la
superficie calme des rivieres voisines, et
principalement la nuit, quand il n'y a
point d'autre mouvement qui choque et
rompe celuy-cy. Car l'air estant contigu ou
plûtost continu à l'eau, et l'eau estant fort
susceptible du mouvement, il se fait dans
l'eau un mouvement semblable à celuy
qui estoit commencé dans l'air. Et le mesme contact qui est entre l'air agité et l'eau,
qui par ce moyen est semblablement
agitée, se fait aussi entre l'air agité, et
les esprits vaporeux qui sont dans le
corps de ceux qui ont esté mordus par
la Tarantule, lequels esprits sont par
consequent emus par cet air agité, c'est-
à-dire, par ce son, et ce d'autant plus
efficacement que cette agitation ou son,
est proportionnée à la nature et temperamment des blessez. Et cette agitation

interne de ces esprits et vapeurs, aide à
les decharger du venin vaporeux de la
Tarantule qui est meslé parmy tous leurs
humeurs : de la mesme maniere que les
eaux croupissantes, et les airs corrompus
et putrifiez par le repos et par le melange
d'autres mauvaises substances, se rafi-
nent et se purifient par le mouvement.
Mais l'hyver arrivant qui engourdit ces
bestes, ils ne se sentent plus de ce mal.
Mais au retour de la saison en laquelle
ils avoient esté piquez, leur mal revient
et il faut qu'ils dansent comme ils faisoient l'année precedente. La raison est
que la chaleur de l'Esté échauffe, aigrit
et rehausse le venin de la beste, de sorte
qu'elle redevient malicieuse et furieuse
comme auparavant, et ce venin échauffé
s'évaporant et se répandant dans l'air, le
levain de ce mesme venin qui reste encore dans le corps de ceux qui ont esté
piquez, l'attire à soy, et il se fait une
fermentation qui infecte aussi les autres

humeurs, dont la fumée venant à monter
au cerveau de ces pauvres Malades, elle
y produit ces estranges effets. Il n'est
pas moins connu aux endroits où il y a
de gros chiens ou dogues (comme en
Angleterre) que si un homme a esté fort
mordu d'un de ces chiens, on tasche de le
tuër, encore qu'il ne soit pas alors en-
ragé, de peur que le devenant, le levain
de cette colere canine qui reste dans le
corps du mordu, n'attire à soy les esprits
enragez du mesme chien en suite de
quoy l'homme le deviendroit aussi. Et
cecy se pratique non seulement en Angleterre où il y a des dogues si dange-
reux, mais aussi en France selon le
rapport du Pere Cheron, Provincial des
Carmes de ce païs, en son Examen de la
Theologie Mystique, nouvellement im-
primé, et que je viens de lire. Je ne vous
diray rien des nez artificiels que l'on fait
de la chair de quelqu'autre homme pour
remedier à la difformité de ceux à qui un

froid extrême a fait perdre les leurs propres; lesquels nouveaux nez se pourrissent
aussi-tost que les personnes de la substance desquels ils étoient pris viennent à
mourir comme si ce peu de chair antée sur
un autre visage vivoit des esprits qu'elle
attire de sa premiere source ou racine.
Car encore que cecy soit constamment
affirmé par des Autheurs considerables,
je ne m'y arresteray pas en ce discours,
où je n'avance rien que je n'aye veu
moy-mesme, ou qui ne soit averé par
une si solide tradition, que ce seroit une
faute d'en douter.

Mais il est temps que je vienne à mon
septieme et dernier Principe. C'est le
dernier tour de la vis, qui comme j'espere abbatra entierement la porte qui
nous défendoit l'entrée à la connaissance
de ce merveilleux mystere, et qui im-
primera une marque légitime sur la doctrine que j'avance, pour la faire passer
pour bonne monnoye. Ce principe est,

que la source de ces esprits, ou le corps
qui les attire à soy, entraisne aussi avec
eux ce qui les accompagne, et ce qui est
attaché, collé et uny à eux. Cette conclusion ne demande gueres de preuves,
estant evidente de soy-mesme. S'il y a
des cloux, des épingles et des rubans
attachez au bout d'une longue corde, ou
d'une chaisne, ou s'il y a du goudron ou
de la cire, de la gomme ou de la glu, et
que je prenne cette chaisne par un bout
et l'attire vers moy jusques à ce que le
bout éloigné vienne entre mes mains, il
ne se peut faire que je n'aye aussi en
mesme temps les cloux, les épingles, les
rubans, le goudron, et tout ce qui y est
appliqué.

Je m'en vais donc vous rapporter seulement quelques experiences averées en
consequence de ce principe, qui confir-
meront encore très puissamment les pre-
cedentes. La grande fertilité et richesse
d'Angleterre, consiste en pasturages pour

la nourriture du bestail. Nous en avons
les plus beaux du monde, et aussi abondance d'animaux, et principalement de
bœufs et de vaches.

Il n'y a si pauvre ménage qui n'ait
quelque vache pour leur fournir du
lait. C'est la principale nourriture des
pauvres gens, aussi bien qu'en Suisse.
C'est pourquoy ils sont grandement
soigneux du bon estat et de la santé de
leurs vaches. S'il arrive qu'en faisant
boüillir du lait, il se gonfle tant qu'il
répande par dessus le poëslon et tombe
dans le feu, la bonne femme ou la ser-
vante abandonne à l'instant tout ce
qu'elle faisoit, et accourt au poëslon
qu'elle retire du feu, et à mesme temps
prend une poignée de sel, qu'on tient
toujours au coin de la cheminée, pour
le garder sec, et le jette dessus cette
braise où le lait s'étoit répandu. Deman-
dez-luy pourquoy elle fait cela, et elle
vous dira que c'est pour empescher que la

vache qui a rendu ce lait, n'ait mal au pis:
car sans cela elle l'auroit dur et ulceré,
et pisseroit du sang, et enfin elle seroit
en hazard de mourir. Non pas que telle
extremité luy arrivast à la premiere fois,
mais neantmoins elle en souffriroit du
mal` ; et si cela arrivoit souvent, la
vache ne manqueroit pas d'en mourir à
la fin. Il pourroit sembler qu'il y a quelque superstition ou folie en cecy. L'in-
faillibilité de l'effet garantit de la derniere : et pour la premiere, plusieurs
croyent que la maladie de la vache soit
surnaturelle et d'un effet de quelque sor-
cellerie, et ainsi que le remede que je
viens de dire est superstitieux : mais il
est aisé de les desabuser de cette persua-
sion, en leur déclarant comment la
chose va selon les fondemens que j'ay
proposez.

Le lait tombant sur les charbons
ardans, est converty en vapeur, qui se
disperse et se filtre par tout dans l'air ;

et là elle fait rencontre de la lumiere et
des rayons solaires qui l'emportent
encore plus loin, et augmentent et
estendent sa sphere d'activité. Cette vapeur de lait, n'est pas simple ny seule,
mais elle est composée d'atomes de feu
qui accompagnent la fumée ou vapeur
de ce lait, et se mêlent et unissent avec
luy. Or la sphere de cette vapeur s'estendant jusqu'au lieu où se trouve la vache
qui a donné le lait, son pis qui est la
source d'où ce lait est sorty, attire à soy
cette vapeur, et elle s'y arreste et s'y
attache, et avec elle, les atomes ignez
qui l'accompagnent. Le pis est une partie glanduleuse, et fort tendre, et par
consequent fort sujette à l'inflammation : ce feu donc l'échauffe, l'enflâme
et le fait enfler, et par consequent le fait
devenir dur, et à la fin ulceré. Le
pis enflâmé et ulceré est proche de
la **vessie**, laquelle par consequent il enflâme aussi ; et cela fait ouvrir les ana-

stomoses dés veines qui aboutissent
là; et partant elles regorgent et jettent
leur sang dans la vessie, de laquelle il
se vuide et sort à la façon ordinaire de
l'urine. Or aux vaches, pisser le sang
est un mal funeste et irremediable.
Mais d'où vient que le sel remedie à
tout cela ? C'est qu'il est d'une nature
tres-contraire au feu : cettuy-cy estant
chaud et volatile, l'autre froid et fixe,
de sorte que là où ils se rencontrent
ensemble, le sel abat le feu, il le precipite et tuë son action. Ce que l'on peut
remarquer dans un accident assez ordinaire. Les cheminées qui sont chargées
de suye, prennent feu aisément. Le
remede qu'on y apporte sur le champ
est de tirer un coup de fusil dans la
cheminée : et cela fait détacher et tomber la suye brûlante, et le desordre
cesse : mais si l'on n'a point de fusil ou
bâton à feu, on jette quantité de sel sur
le feu d'embas; et cela matte et empesche

les atomes du feu qui autrement mon-
teroient incessamment et se joindroient
à ceux d'en haut, lesquels par ce moyen
manquant de nourriture, se consument
et viennent à rien. La mesme chose
arrive aux atomes qui sont en train d'ac-
compagner la vapeur du lait. Le sel les
precipite et les estrangle sur la place.
Et si quelques uns se sauvent et s'echap-
pent par le grand effort qu'ils font et
s'en vont avec cette vapeur, ils sont
pourtant accompagnez des atomes et
esprits du sel qui s'attachent à eux,
qui comme bons lutteurs ne quittent
jamais leur prise, qu'ils n'ayent le dessus
de leur adversaire. Et vous remarquerez
en passant qu'il n'y a point de plus excel-
lent baume pour la brûlure que l'esprit
de sel en quantité moderée. Il est donc
constant qu'il est impossible d'employer
aucun moyen plus efficace pour empescher le mauvais effet du feu au pis de la
vache, que de jeter sur son lait repandu

parmy les charbons une quantité suffi-
sante de sel. Cet effet touchant la con-
servation du pis de la vache en suite de
la brûlure de son lait, me fait souvenir
de ce que plusieurs personnes m'ont
dit avoir veu en Angleterre. Quand les
Medecins examinent le lait d'une nourrice pour l'enfant de quelque personne
de condition, ils l'epreuvent par divers
moyens devant que juger definitivement
de sa bonté : comme par le goust, par
l'odorat, par sa couleur, par sa consis-
tance, etc. Et quelques-uns le font bouil-
lir mesme jusques à l'evaporation, pour
voir sa residence, et autres accidents de
circonstances qui se reconnoissent et se
discernent mieux par ce moyen.

Mais celles, au lait desquelles on a
fait cette derniere épreuve, se sont sen-
ties fort tourmentées à la mamelle et au
tetin, et particulierement pendant qu'on
faisoit boüillir leur lait : et partant
après avoir une fois enduré ce mal, elles

ne vouloient plus consentir qu'on em-
portast de leur lait hors de leur veue et
presence : quoy qu'elles se soûmissent
volontiers à toute autre épreuve que
celle du feu. Pour confirmer cette experience de l'attraction que le pis de la
vache fait du feu ensemble avec la vapeur du lait brûlé, je m'en vais vous en
dire une autre de semblable nature,
dont j'ay moy-mesme veu la verité plus
d'une fois, et que vous pouvez experi-
menter facilement. Prenez les ordures
d'un chien toutes les fois qu'il en fera,
et jetez-les toûjours dans le feu, au commencement vous le verrez seulement un
peu échauffé et émeu, mais dans peu de
temps vous le verrez comme s'il estoit
tout brûlé, pantelant et tirant la langue,
comme s'il venoit de courir longtemps.
Or ce mal luy arrive à cause que ses in-
testins attirant la vapeur de son excrement brûlé, et avec cette vapeur, les
atomes du feu qui les accompagnent ;

ils s'alterent et s'enflâment, de sorte que
le chien ayant toûjours la fievre, et ne
pouvant plus prendre nourriture, ses
flancs se resserrent et se rétressissent ;
et à la fin il en meurt. Il ne serait pas à
propos de divulguer cette experience
parmy quelques personnes et nations
trop sujettes à s'en servir à mal. Car la
mesme chose qui arrive aux bestes
arriveroit aux hommes, si on faisoit de
mesme avec leurs excremens. Il arriva
une chose remarquable à ce propos à
une personne de mes voisins pendant
mon dernier sejour en Angleterre. Il
avoit un fort bel enfant et fort délicat,
et afin d'y pouvoir avoir toûjours l'œil,
il fit venir la nourrice chez luy.

Je le voyois souvent, car c'estoit un
homme de grande intrigue dans les affai-
res, et j'avois alors besoin d'un tel personnage. Un jour je le trouvay fort triste,
et la femme toute éplorée : de quoy de-
mandant la raison, ils me dirent que

leur petit se portoit fort mal ; qu'il
avoit la fièvre, et le corps tout enflâmé ;
ce qui se voyoit à la rougeur du visage :
qu'à tout propos il faisoit des efforts
pour aller à la selle, et pourtant qu'il ne
faisoit gueres de matiere, qui estoit
toute chargée de sang, et qu'il se rebu-
toit de tetter. Et ce qui les mettoit plus
en peine, estoit qu'ils ne pouvoient
conjecturer aucune cause vraysembla-
ble de tout ce desordre ; car sa nourrice
se portoit fort bien, avoit son lait tel
qu'ils le pouvoient souhaiter, et en
toutes autres choses on avoit eu les
soins qu'il falloit. Je leur dis sur le
champ que la derniere fois que j'avois
esté chez eux, j'avois remarqué une
particularité dont j'avois alors dessein
de les advertir : mais que sur l'heure
quelque autre chose m'en avoit détour-
né, et que puis aprés je ne me souvins
plus de la leur dire.

C'estoit que l'enfant ayant fait signe

de vouloir estre mis à terre, aussi-tost qu'il y fut, laissa tomber ses ordures, et la nourrice prit incontinent une pellés de cendres et braise, dont elle les couvrit, et puis jetta le tout dans le feu. La mere se mit à me faire excuse de ce qu'on avoit esté si negligent à corriger cette mauvaise habitude de l'enfant ; disant que comme il avançoit en âge, il s'en corrigeroit de luy-mesme. Je luy repliquay que ce n'estoit pas pour cette consideration là que je luy tenois ce discours, mais pour trouver la cause du mal de leur enfant, et ensuite le remede. Et là dessus je leur fis recit d'un semblable accident, qui estoit survenu deux ou trois ans auparavant à un enfant d'un des plus illustres Magistrats du Parlement de Paris, qui estoit eslevé en la maison d'un Medecin de grande reputation en cette mesme ville. Je leur dis aussi ce que je viens de vous rapporter, Messieurs, touchant les excremens des

chiens. Et je leur fis faire reflexion sur
ce qu'ils avoient oüy dire diverses fois,
et qui se fait assez souvent en nostre
pays. C'est que dans les villages où il
fait toujours bien crotté durant l'hyver,
s'il arrive qu'il y ait quelque fermier
qui soit plus propre que les autres, et
qui tienne plus nettement les avenuës
de sa maison que ses voisins, les goujats
sont bien aise d'y venir la nuit, ou quand
il fait obscur, pour y lascher leur ventre, doutant qu'en tels villages il n'y a
gueres de commodité d'aisemens : outre
qu'en tels lieux ainsi proprement accom-
modez, ces galans de goujats sont hors
de danger de s'enfoncer dans la boüe,
qui autrement leur pourroit monter par
dessus les souliers : mais les bonnes
menageres en ouvrant au matin la porte
du logis, y trouvent un present dont
l'odeur mal gracieuse les transporte de
colere. Celles qui ont esté instruites à ce
jeu, vont incontinent rougir une broche

ou une pelle dans leur feu, puis l'enfon-
cent ainsi chaude dans l'excrement, et
quand le feu en est esteint, ils la rechauf-
fent de nouveau, et repetent souvent la
mesme chose. Cependant, le fripon, qui
a fait cette saleté, sent une douleur et
colique aux boyaux, une inflammation
au fondement, une envie continuelle
d'aller à la selle, et à peine en est-il
quitte qu'il ne souffre une fascheuse
fievre durant tout ce jour-là, ce qui est
cause qu'il n'a garde d'y retourner une
autre fois. Et ces femmes pour s'estre
ainsi garanties de semblables affronts,
passent ignoramment pour sorcieres, et
pour avoir fait pacte avec le Diable, puis
qu'ils tourmentent de la sorte les gens,
sans les voir ny les toucher. Ce Gentil-
homme ne rejetta pas ce que je luy ve-
nois de dire, et fut encore davantage
confirmé quand je luy dis qu'il regardast
au fondement de son enfant, que sans
doute il le trouveroit fort rouge et

enflâmé, et que le visitant, on vit aussi-
tost qu'il estoit tout chargé de postules,
et comme excorié.

Il ne passa gueres de temps que ce
pauvre petit mignon languissant ne fit
avec grande douleur et pitoyables cris,
quelque peu de matiere, laquelle au lieu
de permettre qu'elle fust jettée dans le
feu, ou couverte de braise, je la·fis mettre dans un bassin d'eau froide, que je
fis porter en lieu frais. Ce qu'on conti-
nua de faire à chaque fois que l'enfant
leur en donnoit sujet, et il commença
d'amender à l'heure mesme, et dans deux
ou trois jours il se porta tres bien. Mais
craignant de vous trop ennuyer, je ne
vous entretiendray plus que d'une experience, assez familiere en nostre pays ;
et après je feray un sommaire de tout ce
que je vous ay dit, pour vous faire voir
la force et la valeur de la conclusion de
tout ce discours. Nous avons donc,
comme je vous ay déjà dit, d'excellens

pasturages, qui nourrissent et engrais-
sent si abondamment le bestail, qu'il
arrive souvent que les bœufs en acquie-
rent une si excessive surcharge de
graisse, qu'elle vient enfin à s'estendre
en grande quantité sur leurs jambes et
mesme sur leurs pieds : ce qui leur cause
des apostumes sous la plante des pieds,
lesquelles jettent beaucoup de pus et de
matiere pourrie : ce qui empesche ces
bœufs de pouvoir marcher. Les proprie-
taires sont bien marris de cela, car quoy
que leurs bœufs n'en valent pas moins
à manger, ils y trouvent toutefois mal
leur compte, d'autant que ne les pouvant
pas mener à Londres (où est le grand
debit des bœufs gras, pour toute l'Angleterre, comme Paris l'est pour l'Au-
vergne, la Normandie et autres endroits
de la France) il les faut tuer sur le lieu,
où leur chair ne vaut pas à la vendre, la
moitié (et moins encore) de ce qu'elle se
vendroit à Londres. Voicy donc le re-

mede à ce mal. Il faut prendre garde où
le bœuf, ou vache, ou genisse, pose en
terre le pied malade, à la premiere de-
marche qu'il fait après s'estre levé le
matin, et en ce mesme endroit il faut couper une motte ou gazon de toute la terre
comprise sous l'estenduë dudit pied, et
mettre cette motte sur un arbre, ou dans
une haye exposee au vent de bise. Et si
ce vent vient à souffler sur cette motte de
terre, le bœuf sera guery parfaitement
dans trois ou quatre jours : mais si on
l'expose au Midy, et que le vent du Sud-
Ouest regne (qu'à Toloze on appelle d'Autant, à Montpellier le Marin, en Italie le
Scirocro) son mal s'augmentera. Ces
circonstances ne vous sembleront pas
superstitieuses quand vous aurez consideré que par le repos de la nuit, la
matiere ou pus s'amasse en quantité
sous le pied malade du bœuf, lequel
venant ensuite à faire sa premiere de-
marche le matin, il presse d'abord son

pied apostumé contre terre, sur laquelle
cette matiere ou pus s'imprime et s'attache fortement et en abondance. Cette
terre ou gazon estant mise et exposée en
lieu propre pour recevoir le vent sec et
froid de la bise, les atomes froids et secs
de ce vent se mêlent avec le pus ; lequel
estendant ses esprits par tout dans l'air,
le pied ulceré, qui en est la source, les
attire ; et avec iceux, il attire aussi ces
atomes froids et secs, lesquels le guerissent, d'autant que ce mal ne requiert
autre chose que d'estre desseché et ra-
fraischy. Mais si l'on expose ce gazon de
terre à un vent chaud et humide, il doit
faire un effet tout contraire.

Voilà, Messieurs, toutes mes roües
formées. J'avouë qu'elles sont mal li-
mées et peu polies, mais voyons pourtant si les assemblant et montant, elles
feront marcher la machine, que si ces
roües bien assemblées entraisnent la
conclusion, cette inebranlable carraque

à bon port, vous aurez la bonté de par-
donner à mon langage grossier et rudes
expressions, et passant par dessus les
paroles, vous vous contenterez de la pure
verité des choses. Appliquons donc ce
que nous avons dit à ce qui se pratique
quand on pense une personne blessée,
avec la Poudre de Sympathie. Conside=
rons Monsieur Howel blessé à la main
et cette grande inflammation survenuë
à sa blessure. L'on prend sa jarretiere
couverte du sang sorty de la playe, on
la trempe dans un bassin d'eau où l'on
a dissout du Vitriol, et l'on tient le
bassin, de jour dans un cabinet à la chaleur moderée du Soleil du Printemps, et
la nuit au coin de la cheminée, de sorte
que le sang qui est à la jarretière soit
toujours en un temperamment naturel,
ny plus chaud, ny plus froid que le
degré requis à un corps sain. Que faut-
il donc (selon la doctrine que nous venons d'établir) qu'il arrive de tout cecy ?

Premierement, le Soleil et la lumiere attireront d'une grande distance et estenduë, les esprits du sang qui sont sur la jarretiere. Et la chaleur moderée du foyer qui agit doucement sur la composition (qui revient à la mesme chose comme si l'on portoit le tout sec en sa pochette, pour luy faire sentir la chaleur temperée du corps) fait pousser au dehors ces atomes, comme l'eau qui s'amasse en rond en la filtration, et pousse ce qui monte, pour le faire aller plus viste et plus aisément, et les fait se dilater et se filtrer, et ainsi marcher euxmesmes bien loin dans l'air, pour aider ainsi à l'attraction du Soleil et de la lumiere. Secondement, les esprits du Vitriol incorporé avec le sang, ne peuvent manquer de faire le mesme voyage avec les atomes de ce sang. Tiercement, la main blessée expire et exhale cependant continuellement abondance d'esprits chauds et ignez, qui débondent

comme une riviere hors de la blessure
enflâmée, ce qui ne se peut faire que
la playe n'attire consequemment l'air
qui luy est le plus proche. Quatriéme-
ment cet air attire d'autre air le plus pro-
chain, et cettuy-ci encore d'autre : et
ainsi se fait un courant d'air attiré tout
autour de la blessure. Cinquiémement,
avec cet air viennent enfin les atomes et
les esprits du sang et du Vitriol, lesquels
estoient diffus et rpeandus bien loin dans
l'air par l'attraction qu'en avait faite
la lumière ou le Soleil. Et mesme peut-
estre que dès le commencement l'orbe
ou sphère de ces atomes et esprits s'éten-
doit dans cette grande distance sans
avoir besoin de l'attraction de l'air ou de
la lumiere pour les y faire venir. Sixié-
mement, ces atomes desang, trouvans
leur propre source et la racine origi-
naire d'où ils venoient, s'arrestent et
s'attachent-là et rentrent ainsi dans leurs
lits naturels, et demeures primitives

au lieu que l'autre air n'est que passa-
ger, et s'évapore aussi tost qu'il vient ;
comme quand il est emporté par la cheminée, aussi tost qu'il est attiré dans la
chambre par la porte. Septiémement les
atomes du sang s'estans joints insepa-
rablement avec les esprits vitrioliques,
tant ceux-là que ceux-cy s'imbibent con-
jointement ensemble dans tous les re-
coins, fibres et orifices des veines qui se
trouvent découvertes dans la playe du
malade, confortent cette playe, et enfin
la guerissent imperceptiblement. Or
pour sçavoir pourquoy un tel effet ou
guerison arrive si heureusement, il faut
examiner la nature du Vitriol, il est
composé de deux parties, l'une fixe,
l'autre volatile. La fixe qui est son sel,
est acre, mordicante, et en quelque degré
caustique. La volatile est anodine,
douce, balsamique et astringente et c'est
pour cela qu'on se sert du Vitriol,
comme d'un souverain remede dans les

collyres pour les inflammations des
yeux, et quand ils sont corodez et
comme écorchez d'une humeur ou de
fluxion acre et bruslante : et de mesme
dans les injections, où il guérit bientôt les
excoriations, et dans les meilleurs emplastres pour étancher le sang et incarner
les playes. Mais ceux qui sçavent tirer
l'huile douce du Vitriol, qui est sa pure
partie volatile, sçavent qu'il n'y a point
en toute la nature un baume qui soit pareil à cette huile. Car ce baume ou huile
douce guerit en tres-peu de temps toutes
sortes de blessures qui ne sont pas mor-
telles : il guerit et consolide les veines
rompuës de la poitrine, et jusqu'aux ul-
ceres des poulmons, maladie incurable
sans ce baume. Or c'est cette partie volatile du Vitriol qui est emportée seule par
le Soleil (le grand distillateur de la nature) et qui par son moyen se dilate dans
l'air, et que la blessure ou la partie lesée
attire et incorpore avec son sang, avec

ses humeurs, et avec ses esprits : cela estant on ne peut attendre autre effet de ce Vitriol volatil, sinon qu'il ferme les veines, qu'il arreste le sang, et qu'en peu de temps, il guerisse la playe.

La methode et maniere primitive de se servir de ce remede Sympathique, estoit de prendre seulement du Vitriol (mesme le plus commun) comme il venoit des Droguistes, sans aucune preparation ou adition quelconque ; et le faire dissoudre dans de l'eau de fontaine ou plustost de pluye, en telle quantité qu'y trempant du fer poly (par exemple un coûteau) il sorte tout changé de couleur, comme s'il estoit changé en cuivre. Et dans cette eau on mettoit tremper quelque linge taché du sang de la blessure qu'on vouloit guerir, si le linge estoit sec ; mais s'il estoit encore frais et humide du sang, il ne falloit que le sapoudrer avec de la poudre déliée de semblable Vitriol, en sorte que cette poudre s'incorporast et imbibast dedans le sang encore humide ; et garder l'un ou l'autre en lieu temperé ; sçavoir la poudre en une boëte dans la pochette, et l'eau (qui n'admet point cette commodité) en quelque chambre où la chaleur soit moderée. Et à chaque fois que l'on met nouvelle eau vitriolique ou nouvelle poudre à nouveau linge ou autre estoffe ensanglantée, la personne sentoit nouveau soulagement ; comme si alors sa playe avoit esté effectivement pensée par quelque souverain medicament. Et pour ce sujet l'on reïteroit cette façon de penser soir et matin.

Mais maintenant la pluspart de ceux qui se servent de ce remede de Sympathie, font diligence d'avoir du Vitriol romain ou de Cypre, puis ils le calcinent à blancheur au Soleil. Et outre cela, aucuns y adjoûtent de la gomme Traganthe, *facile est inventis addere.* Pour moy j'ay veu d'aussi grands

et merveilleux effets du seul vitriol
de dix huit deniers la livre, comme
de la poudre qu'on prepare aujour-
d'huy plus cherement. Toutefois je
ne blasme point la presente pratique, au contraire je la louë, car la
raison l'appuye. Premierement, il semble que le plus pur et meilleur vitriol
doit faire les meilleurs effets. 2. Il semble que la calcination moderée, comme
est celle du Soleil, oste l'humidité su-
perfluë du vitriol, laquelle ne fait que
l'affaiblir, et mesme cette calcination
ne touche aucunement à ce qui en est
bon : comme qui feroit cuire un bouil-
lon clair, jusques à ce qu'il devienne
en gelée ou consommé, il le rendroit
plus nourissant. 3. Il semble que l'exposition qu'on fait du Vitriol au Soleil,
pour l'y calciner, rend ses esprits plus
disposez à estre emportez dans l'air par
le Soleil, quand il en est besoin, car on
ne peut pas douter que quelque partie

de ce feu œthéré des rayons Solaires,
ne s'incorpore avec le Vitriol (comme on
voit à l'œil, en calcinant l'Antimoine
par un miroir ardent, car il augmente
beaucoup de son poids, quasi de la
moitié). Et en ce cas, la partie de cette
substance lumineuse qui demeure dans
le Vitriol ainsi calciné, sera fort dispo-
sée à estre enlevée en l'air par semblable lumiere et rayons Solaires : comme
nous voyons que pour faire qu'une
pompe attire mieux l'eau d'un puits,
on y jette premierement un peu d'eau
par en haut : or la lumiere enlevant facilement cette substance qui luy est con-
naturelle, elle enleve quant-et-quant
plus aisément ce qui est incorporé avec
icelle. 4. Ces rayons Solaires corpori-
fiez avec le Vitriol, luy peuvent com-
muniquer encore quelque vertu plus
excellente qu'elle n'avoit : comme nous
voyons que l'Antimoine calciné au
Soleil, devient, de poison qu'il estoit

auparavant, un tres-souverain et balsamique medicament, et un tres-excellent
corroboratif de la nature. 5. La gomme
Tragaganthe, ayant une faculté gluti-
nante, et estant au reste tres-innocente,
peut aider à consolider plûtost la playe.

Je pourrois, Messieurs, adjouster à ce
que je viens de vous dire, plusieurs tres-
importantes considerations touchant la
forme et l'essence du Vitriol ; dont la
substance est si noble et l'origine si ad-
mirable, qu'on peut avec bonne raison
dire que c'est un des plus excellents
corps que la nature ait produit. Les
Chymistes nous asseurent que ce n'est
autre chose qu'une corporification de
l'esprit universel qui anime et perfec-
tionne tout ce qui existe en ce monde
sublunaire, lequel est abondamment attiré par un Aymant approprié ; par le
moyen duquel j'ay moi-mesme en peu de
temps, par la seule exposition d'iceluy
à l'air, fait attraction de plus de dix fois

son poids d'un Vitriol celeste, merveilleux en pureté et vertu : privilege, qui
n'a esté donné qu'à luy et au pur Salpestre vierge. Mais pour anatomiser
comme il faudroit la nature de ce trans-
cendant individu (peut neantmoins dire
en quelque façon universel et fondamen-
tal à tout corps) il seroit requis un discours beaucoup plus ample que tout ce
que je vous ay encore dit : mais comme
je vous ay déja entretenu si longtemps,
ce me seroit une extréme indiscretion
d'abuser de vostre bonté (qui m'avez
écouté jusques icy avec tant de patience
et d'attention) si j'entreprenois d'entrer
en nouvelle matiere, ou m'embarquer
en nouvelles questions. C'est pourquoy
remettant cela à une autre fois (quand
il vous plaira me l'ordonner) et revenant
pour le present à la considération gene-
rale de cette Cure, j'acheveray ce discours
aprés que je vous auray encore dit deux
ou trois mots qui ne sont pas de peu

d'importance, pour confirmation de
tout ce que j'ay ci-devant annoncé. Je
vous ay déduit les causes merveilleuses
des grands effets de cette Poudre de
Sympathie, dés leur premiere racine.
Ces causes fondamentales sont tellement
enchaisnées l'une à l'autré, qu'il semble
qu'il n'y ait point entr'elles aucun défaut
ny interruption dans toute leur suite :
mais nous serons encore fortifiez dans
la croyance de leur vertu et efficace, et
que ce sont elles qui produisent verita-
blement l'effet de tant de belles cures,
si nous considerons que lors qu'on pratique quelque changement en l'une de
ces causes ou en toutes ensemble, nous
voyons et appercevons incontinent un
effet tout different du premier. Si je
n'avois jamais veu une montre ou Hor-
loge, je serois bien surpris et estonné
de voir une main ou aiguille marquer
regulierement les heures sur la platine
du Quadrant, et qu'elle se tourne et fait

sa ronde entiere toutes les douze heures sans que je voye rien qui pousse cette aiguille. Mais si je regarde de l'autre costé, je vois des roües, des ressorts, et des contrepoids qui sont en continuel mouvement : ce qu'ayant consideré, je soupçonne incontinent que ces roües sont la cause du mouvement ou tournoyement de l'aiguille ; quoy que je ne puisse pas discerner ny reconnoistre comment ces roües mouvantes font mouvoir l'aiguille du Quadrant, à cause de la platine qui est entre les deux. Je raisonne donc ainsi en moy-mesme, disant que tout effet doit necessairement avoir une cause; et que tout corps remué, doit aussi recevoir par necessité son mouvement de quelqu'autre corps qui le touche. Or je ne vois point d'autres corps qui fassent mouvoir et tourner l'aiguille du Quadrant, que les roües : partant je suis fortement persuadé que ce sont elles qui font tourner l'aiguille. Mais aprés que j'auray arresté le mouvement de quelqu'une de ces roües, ou osté le contrepoids, ou laissant en liberté la roüe arrestée, l'aiguille retourne immediatement à son train ordinaire, et que faisant aller plus viste quelque roüe avec mon doigt, ou que changeant le contrepoids, l'aiguille se haste et s'avance à proportion plus qu'elle ne faisoit : alors je suis convaincu et entierement satisfait, et je conclus absolument, que ces roües ou contrepoids sont la veritable cause du mouvement de l'aiguille. De mesme, si empeschant l'action de quelqu'une des causes que j'ay establies pour le veritable fondement de la Poudre de Sympathie, j'altere, retarde ou empesche la guerison de la place, je puis conclure hardiment que les causes susdites sont les legitimes et veritables, et qu'il n'en faut point chercher d'autres. Examinons donc nostre affaire par ce biais-là. J'ay dit

que la lumiere emportant ces atomes
de Vitriol et de sang, et les dilatant à
une grande estendüe dans l'air, la playe
les attire et est d'abord soulagée, et
puis ensuite guerie par les esprits du
Vitriol qui est balsamique. Mais si
vous mettez le bassin ou la poudre avec
le linge taché du sang, dans une armoire
faite dans une muraille en quelque coin
d'une chambre froide, ou en une cave
où la lumiere ne donne jamais, et d'où
l'air ne sort point, et partant est cor-
rompu, et sent le relant, en ce cas-là,
la playe ne sentira aucun effet de cette
poudre : et le mesme arrivera, si ayant
mis en quelque coin le bassin ou la poudre, vous les couvrez avec beaucoup de
couvertures épaisses, estouffantes et
spongieuses, qui imbibent les atomes
qui en pourroient sortir, et qui retien-
nent la lumiere et les rayons qui y
entrent et qui s'y arrestent et s'y perdent.

Aussi, si vous laissez congeler en

glace l'eau vitriolée où le linge est trempé, le blessé sentira au commencement un grand froid à sa playe, mais quand le tout est glacé, [il ne sentira ny bien ny mal, dautant que ce froid congelant constipe les pores de l'eau laquelle ne laisse point alors transpirer ou sortir les esprits. Si on lave le linge taché, en vinaigre ou lessive, qui par leur acrimonie penetrante emportent tous les esprits du sang, devant que de luy appliquer le Vitriol, il ne fera aucun effet ; mais si l'on ne le lave que d'eau simple, il ne laissera pas de faire quelque chose, car elle n'en emporte pas tout, neantmoins l'effet n'en sera pas si grand, comme si le linge n'avait point esté lavé du tout ; car alors il est plein de tous les esprits du sang. La mesme cure se fait appliquant le remede à l'épée qui a blessé la personne, si ce n'est que l'épée ait esté fort chauffée au feu, car il ferait évaporer tous les esprits du sang ; ce qui ren-

droit l'épée inhabile pour cette cure. Et
voicy la raison pourquoy l'on peut penser l'épée : C'est que les esprits subtils
du sang, penetrent dans la substance de
la lame de l'épée, jusques à l'estenduë
que la lame a esté portée dans le corps
du blessé, et ils font là leur residence,
sans que rien les en puisse chasser, ex-
cepté, comme j'ay dit, le feu. Pour preuve
de quoy, tenez-la sur un rechaud de feu
moderé, et vous verrez sortir du costé de
la lame opposé au feu, une petite humidité qui ressemblera à la tache que
l'haleine fait sur un miroir ou sur la
mesme lame polie : et si vous la regar-
dez à travers quelque verre qui grossit
beaucoup les objets, vous verrez que
cette rosée d'esprits consiste en de petites bulles ou vessies enflées. Et quand
une fois elles seront évaporées entierement, vous n'en verrez plus sur cette
épée, si elle n'étoit poussée de nouveau
dans quelque corps vivant. Ny mesme

dés le commencement vous ne les verrez autrepart, que précisément sur la
partie de la lame qui est entrée dans la
playe. Cette subtile penetration de ces
esprits dans le dur acier, aide à la croyance de l'entrée de semblables esprits
dans la peau d'une femme grosse,
comme je vous avois promis, en traitent le sixiéme principe, de remarquer
en son lieu. Or donc pendant que ces
esprits sont dans l'épée, elle servira à
guerir le blessé : mais après que le feu
les a une fois chassez, le remede appliqué à cette épée, ne fera rien du tout.
De plus si quelque chaleur violente
accompagne ces atomes, elle enflâme la
blessure ; mais le sel commun y peut
remedier, l'humidité de l'eau humecte
la playe, et le froid cause le frisson à la
personne blessée. Pour confirmer toutes
ces particularitez, je vous pourrais dire
plusieurs notables histoires. Mais j'ay
déjà trop exercé vostre patience, et par-

tant je n'en feray point icy de mention ;
mais je m'offre d'en entretenir en particulier ceux de cette digne Assemblée,
qui pourroient avoir la curiosité de les
entendre.

Je finis donc, Messieurs, en vous re-
presentant que tout ce mystere se gou-
verne par voye et circonstances naturelles, quoy que par des esprits et ressorts tres-subtils. Il me semble que mon
discours vous a assez évidemment montre qu'en cette cure il n'est pas besoin
d'admettre une action par un Agent
distant du patient, je vous ay tracé une
réelle communication de l'un à l'autre,
à sçavoir d'une susbtance balsamique
qui se mesle corporellement avec la
playe. C'est une chetive lascheté et peti-
tesse de cœur, et une crasse ignorance
d'entendement, de pretendre quelque
effet de magie ou de charme, et de limi-
ter toutes les actions de la nature à la
grossiereté de nos sens, quand nous

n'avons pas suffisamment consideré ny
examiné les causes et principes sur lesquels il convient fonder nostre jugement.
Il n'est pas besoin d'avoir recours à un
Demon ou à un Ange pour cette difficulté :

*Nec Deus intersit, nisi dignus vin-
dice nodus. Inciderit.*

FIN

Tours. — Imp. ROGER DUBOIS.

UNION SPIRITUALISTE

—

SIÈGE SOCIAL

PARIS — 78, rue Taitbout, 78 — PARIS

—

Qu'est-ce que l'*Union Spiritualiste*?

C'est d'abord le groupement de tous les convaincus, qui apportent à l'œuvre le concours de leur personnalité, quelques-uns de leur parole, tous de leur propagande, incessante, perpétuelle, d'autant meilleure qu'elle est amicale, d'autant plus efficace qu'elle est faite par des gens d'une honorabilité reconnue.

Créée pour l'anéantissement des idées matérialistes qui renferment l'esprit dans un moule dont il ne peut sortir, qui le rapetissent, qui l'abaissent, tous les esprits éclairés la composant réuniront les preuves de la spiritualité. Tous viendront à la rescousse contre cette bastille : le matérialisme, qui permet toutes les folies, qui autorise tous les crimes.. et qui, hélas! parfois, n'en explique que trop bien l'exécution.

L'*Union Spiritualiste* n'a pas une mission de parade. Le programme des études à mener à bonne fin est considérable. Chaque mois, en dehors du labeur des commissions spéciales, au moins deux réunions permettent de puiser, dans les conférences d'écrivains éloquents et connus, les arguments qui aident à faire pénétrer les idées spiritualistes dans les milieux mêmes les plus réfractaires. Des articles sont fournis à tous les journaux, à toutes les revues qui veulent aider à l'œuvre, et ce n'est là qu'un aperçu très sommaire de ses travaux. Il lui faut se préoccuper, sans cesse, de la propagande, par brochures, conférences, et tous les moyens usités.

. Son oriflamme, ce sont les couleurs françaises qui toujours ont été à travers le monde précédant les généreuses et fécondantes idées. En exergue : « le Triomphe de l'Esprit sur la Matière. »

Comme but à atteindre, la propagation, mieux, la vulgarisation des idées spiritualistes toujours revivifiantes, qui consolent et qui enthousiasment.

Le spiritualisme régnant partout, la question sociale serait autrement facile à résoudre.

Comme moyen : le concours de tous les spiritualistes, hommes ou femmes, pénétrés de cette grande et généreuse idée que répandre les idées spiritualistes c'est travailler à l'affranchissement des esprits, au bien être moral et matériel des masses.

Comme organe : la *Revue scientifique des Idées Spiritualistes* qui, dans les questions où l'on doit jeter les lueurs du flambeau de la science et de la vérité, sera toujours au premier plan.

Les *Statuts* sont envoyés gratuitement à toute personne en faisant la demande au siège social de l'Union, 78, rue Taitbout, ou aux bureaux de la *Revue*, 60, rue de Turbigo.

9 782016 190487